口腔诊疗学基础

主 编 轩 昆

副主编 牛丽娜 郭 静 许浩坤

编 者 （以姓氏音序为序）

安 莹 班晶浩 关玲霞 郭 静 郭晓贺

韩 冰 蒋文凯 李诗洁 刘世宇 刘晓东

马 赛 牛丽娜 邱新毓 童 娟 汪苑苑

王 培 王毅萱 伍美玲 许浩坤 轩 昆

杨鸿旭 杨新杰 于世宾 袁丽仙

人民卫生出版社

·北京·

图书在版编目（CIP）数据

口腔诊疗学基础 / 轩昆主编. -- 北京 ： 人民卫生
出版社，2024. 12. -- ISBN 978-7-117-37380-7

Ⅰ. R78

中国国家版本馆 CIP 数据核字第 2025J031Q2 号

| 人卫智网 | www.ipmph.com | 医学教育、学术、考试、健康，购书智慧智能综合服务平台 |
| 人卫官网 | www.pmph.com | 人卫官方资讯发布平台 |

口腔诊疗学基础

Kouqiang Zhenliaoxue Jichu

主　　编：轩　昆
出版发行：人民卫生出版社（中继线 010-59780011）
地　　址：北京市朝阳区潘家园南里 19 号
邮　　编：100021
E - mail：pmph @ pmph.com
购书热线：010-59787592　010-59787584　010-65264830
印　　刷：天津市光明印务有限公司
经　　销：新华书店
开　　本：787 × 1092　1/16　　印张：11
字　　数：247 千字
版　　次：2024 年 12 月第 1 版
印　　次：2024 年 12 月第 1 次印刷
标准书号：ISBN 978-7-117-37380-7
定　　价：168.00 元

打击盗版举报电话：010-59787491　E-mail：WQ @ pmph.com
质量问题联系电话：010-59787234　E-mail：zhiliang @ pmph.com
数字融合服务电话：4001118166　E-mail：zengzhi @ pmph.com

主编简介

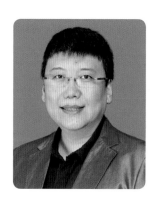

主编 轩 昆

空军军医大学第三附属医院 教授, 博士生导师

空军军医大学第三附属医院口腔预防科 主任

中华口腔医学会口腔预防医学专委会 副主任委员

中华口腔医学会儿童口腔医学专委会 常务委员

人民卫生出版社卫生健康思政教育委员会 委员

　　空军级专家, 空军高层次科技人才。获得军事科学技术进步奖一等奖 1 项, 陕西省科学技术进步奖一等奖 3 项, 陕西高等学校科学技术研究优秀成果一等奖 1 项, 中华口腔医学会优秀青年人才奖。带领教学团队获军队级精品课程、陕西省课程思政示范课程和教学团队、陕西省一流本科线上线下混合式课程, 并获得陕西省教学成果一等奖 1 项, 陕西省高校优秀教材二等奖 1 项, 指导研究生获全军优博。参编国家统编教材 2 部。

口腔诊疗学基础是致力于培养德才兼备的高素质新型口腔医学人才而专门设立的口腔医学专业课程，也是口腔医学教学体系改革中的一门模块课程。课程将引领学生搭建口腔医学专业知识架构、培育专业素养，为专业学习奠定扎实的基础。口腔诊疗学基础是一门借鉴发达国家牙科的教育模式以及整合相关专业课程的基础内容而建立的新型桥梁课程。本教材编写思路是以能力生成为牵引，遵循"思维认知—技能实践—素养形成"的序贯路径，整合并重构口腔全科通识特点的核心知识内容，进而夯实口腔医学生的专业素质。

本教材适用对象广泛，不仅适用于专业知识"零"基础的口腔医学生，也适用于处于初入门的其他的口腔医务人员。教材内容遵循"并行互补—螺旋上升—贯续认知"模式而设计，按照"课本初知→教具感知→模型培知→临床深知"层层递进的教学方式，并将相关数字化资源以二维码形式根据内容分布嵌入章节，着力于口腔最基础知识理论技能的培训，实现理论与实践兼容，能够有效地提升学生们的核心知识、临床思维、规范操作、专业素养的认知实践和岗位服务的能力，为后期学习和实践打下良好的基础。本教材建设的知识目标包括：熟悉口腔诊疗"正常结构—异常病症—检查方法"三基知识；掌握口腔诊疗设备器材和使用方法；熟悉口腔诊疗行为与精细操作的临床路径和标准规范；掌握口腔诊疗行为、感染控制和健康管理等原则方法和操作流程。教材建设的能力目标包括：建立"见症—思因—处置"的口腔诊疗临床思维能力；培训"规范—精细—仿真"的口腔诊疗实践操作能力；养成"人文—诊治—预防"的口腔诊疗专业素养。教材建设的思政目标包括：打造"以临床为中心"的职业素养；传承"精益求精"的工匠精神；激发"因病制宜"的创新意识。

本书主编轩昆教授是一位优秀的口腔医生和教师，还取得了多项重要的科研成果。高度重视学生和青年医生"三基"培育和良好医风的养成。他和他的同事们基于空军军医大学口腔医学院深厚的教学积淀并结合"以疾病为牵引"模块化教学改革经验，以"新医科"教学理念为导向，写出了这部教学图书，图文并茂、详略得当、层层递进、多维筑基，有很强的实用性。对初入口腔医学之门的人们是一个极好的引领，衷心期望本书能为口腔医学初入门者的成长发挥积极的作用。

2024 年 7 月 1 日

前　言

加强口腔医学人才队伍建设，完善基层口腔医疗体系是实现新时代健康中国战略目标的重要基础。以往口腔医学专业本科生进入基层工作岗位，常出现"不愿干、不会干、干不好"等问题，如何培养高素质复合型口腔医生是口腔医学教育的核心问题。为提升口腔医学本科专业学生培养质量，空军军医大学自2012年开设《口腔诊疗学基础》专业前伸课程，旨在让专业本科生提前感悟口腔医学临床场景，提升学习主动性和临床思维，经过多年的教学积累，获得军队精品课程等荣誉。2021年我们教学团队重新编撰原有内部教材，而后经过2年的教学应用实践，并且不断修订完善，形成了一本图文并茂、循序渐进的临床理念驱动型口腔医学专业教学参考书。

目前口腔医学已精分出二十余个专业，但"以病人为中心"口腔诊疗模式要求培养学生熟练掌握整合系统序列的临床理念，因此传统专业教材的共性和特色需要进一步融会贯通。此外口腔专业从业人员（全科医师、助理医师、卫生技师、护理人员等）开启临床工作前，理论—技能—思维的综合认知也需要路径梳理和规范磨砺。由于现有教材和参考书知识整合度存在一定缺陷，我们聚焦提升临床思维、精进诊疗技能、完善专业素质三个核心问题，梳理专业基础知识脉络、绘制精美生动的示意图像，融入见症思因的诊疗思维，创新实用技能的训练方法，建立临床实践场景，编撰了这部专业书籍。其中每一章节包含教学目标、关键词、正文、课后练习及参考答案，总结和参考文献六部分内容，利于学生自主学习，高效理解知识内容，评估学习效果。希望各位读者通过学习这部专业书籍，真正提升口腔医学专业临床能力。

最后非常感谢空军军医大学第三附属医院文玲英教授对书籍内容的修订，感谢西北大学口腔医学院李刚教授对书籍提出宝贵修改意见，感谢为本书图文编撰付出辛勤汗水的所有医护工作人员。

2024年11月17日

目 录

第一篇 口腔诊疗临床思维

第二篇　口腔诊疗基本技能

第三篇　口腔诊疗专业素质

第一篇

口腔诊疗临床思维

第一章

口腔医学基础知识

教学目标

1. 掌握：口腔主要解剖结构名词、牙齿分类、牙列分区；牙齿解剖结构基本描述名词；牙齿基本组织结构名词。

2. 熟悉：人体解剖位置描述名词。

3. 了解：其他口腔组织结构名词。

关键词

口腔(oral cavity)；牙列(dentition)；乳牙(deciduous teeth/primary teeth)；

恒牙(permanent teeth)；切牙(incisor)；尖牙(canine)；前磨牙(premolar)；磨牙(molar)；矢状面(sagittal plane)；冠状面(coronal plane)；中线(median line)；牙长轴(long axis)；牙尖(cusp)。

第一节 口腔结构

一、口腔基本结构

口腔(oral cavity)为消化道的起始部位。前壁为唇；后界为咽门；上壁为腭；下壁为舌和舌下区；左右延伸至颊部（图 1-1-1-1）。以上下颌牙弓为界，分为前外侧部的口腔前庭和后内侧部的固有口腔。

口腔的基本功能主要包括咀嚼(masticatory)、吞咽(swallowing)、言语(speech)和感觉(sensory)等。

（一）口腔前庭

1. 口腔前庭(oral vestibule) 口腔前庭为上下颌牙列、牙龈、牙槽骨与上下唇、颊之间形成的间隙（图 1-1-1-2）。其中可见数个具有临床意义的解剖标志：口腔前庭沟、上下唇、唇系带、颊系带、腮腺导管开口、磨牙后垫、翼下颌皱襞和颊脂垫等。两侧前庭在第三磨牙后方与固有口腔相通，当牙关紧闭时，可经此通道进食。

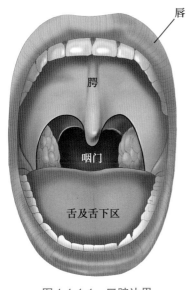

图 1-1-1-1　口腔边界

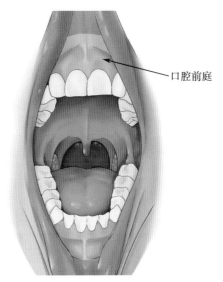

图 1-1-1-2　口腔前庭

2. 前庭沟（vestibular groove） 前庭沟为唇、颊黏膜移行为牙槽黏膜形成的沟槽，呈蹄铁形，是口腔局部麻醉常用的穿刺及手术切口部位（图 1-1-1-3）。

3. 唇系带（labial frenum） 唇系带位于上下唇内侧前庭沟中线上，牙龈与唇黏膜交界处，呈扇形或线形的黏膜皱襞，上唇系带较下唇系带明显（图 1-1-1-4）。

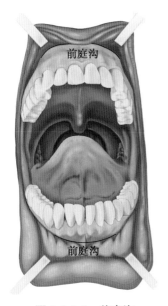

图 1-1-1-3　前庭沟

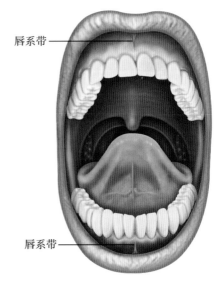

图 1-1-1-4　唇系带

4. 颊系带（buccal frenum） 颊系带位于两侧的前庭内，为口腔前庭沟相当于上下颌尖牙或前磨牙区的扇形或扁形黏膜皱襞，一般上颊系带较明显（图 1-1-1-5）。

5. 上颌结节（maxillary tuberosity） 上颌结节为上颌骨后下部的较粗糙的圆形隆起（图 1-1-1-6）。

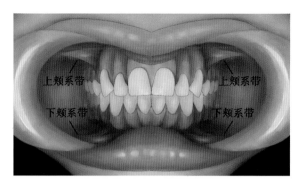

图 1-1-1-5　颊系带

6. 磨牙后垫（retromolar pad）　磨牙后垫为位于下颌最后磨牙牙槽嵴远端的黏膜软垫（图 1-1-1-7）。

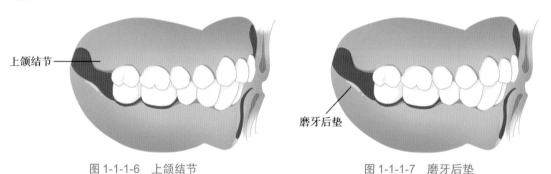

图 1-1-1-6　上颌结节　　　　　　　　　　　图 1-1-1-7　磨牙后垫

7. 翼下颌皱襞（pterygomandibular fold）　翼下颌皱襞为延伸于上颌结节后内方与磨牙后垫后方之间的黏膜皱襞，是下牙槽神经阻滞麻醉的重要标志（图 1-1-1-8）。

8. 腮腺导管口（parotid papilla）　腮腺导管口为腮腺导管的开口，位于平对上颌第二磨牙牙冠的颊黏膜上，呈乳头状突起（图 1-1-1-9）。临床常通过此开口注入造影剂或药物。

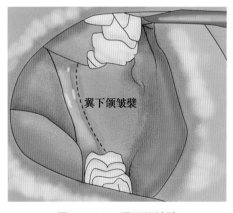

图 1-1-1-8　翼下颌皱襞

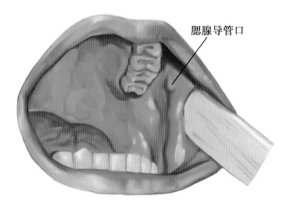

图 1-1-1-9　腮腺导管口

（二）固有口腔

1. 固有口腔（oral cavity proper）　固有口腔为上下颌牙列、牙龈、牙槽骨与上部的软腭、硬腭、底部的舌下区以及后部的咽门构成的腔隙(图1-1-1-10)。其中可见数个具有临床意义的解剖标志:腭、舌、舌系带、口底等。

2. 腭(palate) 腭又名口盖,分隔鼻腔与口腔,参与吞咽、言语及发音过程,腭分为前2/3的硬腭和后1/3的软腭(图1-1-1-11)。

3. 切牙乳头(incisive papilla) 切牙乳头在切牙后1cm左右,为位于左右上颌中切牙间的硬腭上的黏膜隆起(图1-1-1-11)。

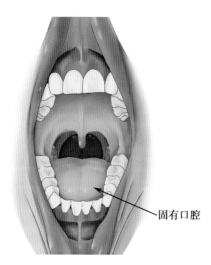

图1-1-1-10 固有口腔

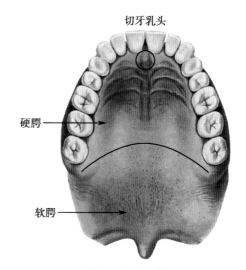

图1-1-1-11 腭

4. 舌(tongue) 舌位于口底,是口腔内重要的器官,分为上下两面,上面为舌背,下面为舌腹,参与言语、发音,协调咀嚼、吞咽、吮吸,感受一般感觉和味觉等功能。

5. 舌系带(lingual frenum) 舌系带为舌腹部黏膜反折,与舌下区的黏膜相延续在中线形成的带状结构(图1-1-1-12)。

6. 口底(oral floor) 口底为舌腹以下和两侧下颌体之间的口腔底部(图1-1-1-13)。

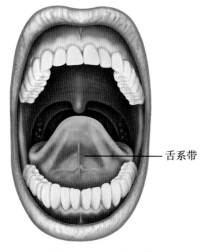

图1-1-1-12 舌系带

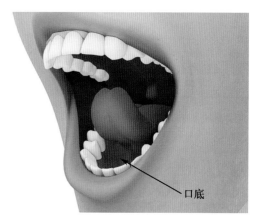

图1-1-1-13 口底

二、牙齿的分类、牙列的分区

（一）牙齿的分类

1. 根据牙在口腔内存在时间分类 人一生要萌出两次牙齿，第 1 次萌出的牙齿为乳牙（deciduous teeth/primary teeth），在口腔内暂时存在。第 2 次萌出的牙齿为恒牙（permanent teeth），可在口腔中永久存在。

2. 根据牙齿的形态和功能特点分类 根据牙齿的形态和功能特点，可分为切牙、尖牙、前磨牙和磨牙 4 种类型（图 1-1-1-14）。切牙和尖牙统称为前牙，前磨牙和磨牙统称为后牙。

（1）切牙（incisor）：切牙俗称门牙，位于牙弓前部，其主要功能为切割食物。

（2）尖牙（canine）：尖牙俗称犬齿，位于口角处，其主要功能为穿刺和撕裂食物。

（3）前磨牙（premolar）：前磨牙位于尖牙和磨牙之间，又称双尖牙，其主要功能为协助尖牙撕裂食物及协助磨牙捣碎食物。

（4）磨牙（molar）：磨牙位于前磨牙远中，其主要功能为磨细食物。

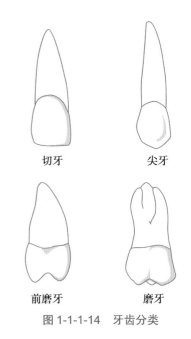

切牙　　　　　尖牙

前磨牙　　　　磨牙

图 1-1-1-14　牙齿分类

（二）牙列（dentition/dental arch）

上、下颌牙在牙槽骨上按照一定的顺序、方向和位置彼此邻接，排列成弓形，称为牙列或牙弓。位于上颌者称为上颌牙列（弓），位于下颌者称为下颌牙列（弓）。牙列对颌面部软组织有支持作用，并使舌运动自如，对搅拌食物、吞咽及发音有重要生理意义。根据生长发育阶段可将牙列分为乳牙列、混合牙列及恒牙列（图 1-1-1-15）。

1. 根据口角分区 以口角为界，口角之前为前牙区，口角之后为后牙区，前牙区包含切牙和尖牙，后牙区包含前磨牙和磨牙（图 1-1-1-16）。

2. 根据方位分区 根据牙列在口腔中的左右及上下方位，以两条相互垂直的线将上下颌牙列分为四个区，垂线代表中线，区分左右；水平线代表平面，区分上下，水平线以上为上颌牙，以下为下颌牙。常用 1 区、2 区、3 区、4 区分别表示右上区、左上区、左下区、右下区（图 1-1-1-17，图 1-1-1-18）。

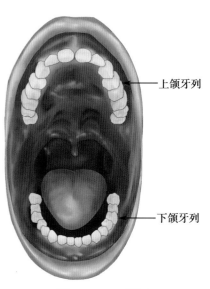

上颌牙列

下颌牙列

图 1-1-1-15　牙列

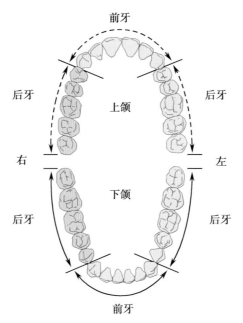

图 1-1-1-16 牙列的分区

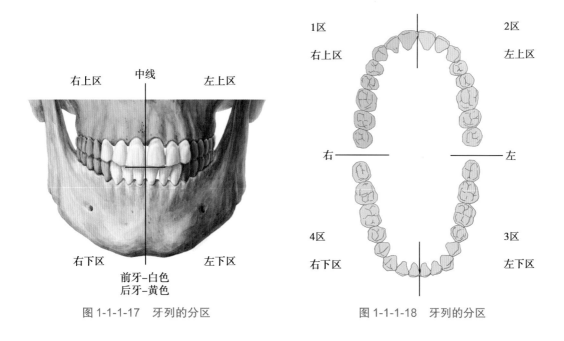

图 1-1-1-17 牙列的分区

图 1-1-1-18 牙列的分区

三、牙齿结构

（一）牙体组织（dental tissues，图 1-1-1-19）

1. 牙冠（dental crown） 牙冠为牙体表面被牙釉质覆盖的部分，牙冠与牙根以牙颈为界。

2. 牙颈（neck of tooth） 牙冠与牙根交界处为牙颈。

3. 牙根（root of tooth） 牙根为牙体表面被牙骨质覆盖的部分。

4. 牙釉质（enamel） 牙釉质为包绕在牙冠表面的硬组织，是人体骨质中最坚硬的部分，呈白色半透明状，承担咀嚼功能和保护内部组织作用。

5. 牙骨质（cementum） 牙骨质被覆于牙根表面，在牙颈部较薄，根尖部和根分叉部较厚，色淡黄，硬度和致密度与骨相似。

6. 牙本质（dentin） 牙本质是构成牙齿主体的硬组织，位于牙釉质和牙骨质的内侧，包绕牙髓腔及根管，颜色淡黄。当牙本质暴露后，能感受外界冷、热、酸、甜等刺激，而引起疼痛。

7. 牙髓（dental pulp） 牙髓组织主要包含神经、血管、淋巴和结缔组织等，位于牙齿内部的牙髓腔内。

8. 髓室（pulp chamber） 牙髓腔的外形与牙体形态大致相似，牙冠部髓腔较大，称髓室。

9. 根管（root canal） 牙根部髓腔较细小，称根管。

10. 根尖孔（apical foramen） 髓腔根尖部有小孔，称根尖孔，牙髓通过根尖孔与根尖周组织相连。

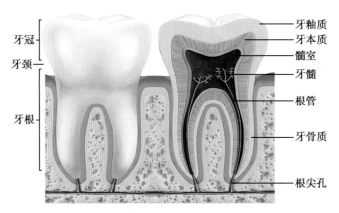

图 1-1-1-19 牙体组织

（二）牙周组织（periodontal tissues）

牙周组织又称牙齿的支持组织，包括牙槽骨、牙龈、牙周膜，其主要功能是支持、固定和营养牙齿。牙髓的神经、血管通过根尖孔与牙槽骨和牙周膜的血管、神经相连接。营养物质通过血液供给牙髓，营养牙齿，所以牙齿和牙周组织关系密切（图 1-1-1-20）。

1. 牙龈（gingiva） 牙龈覆盖在牙槽骨的表面，包绕着牙颈部，边缘呈弧形。正常的牙龈为粉红色，质韧，微有弹性，故能承担咀嚼压力，耐受食物的摩擦。

2. 牙周膜（periodontium） 牙周膜是致密的纤维组织，一端埋入牙骨质，一端连接牙槽骨，牙齿通过牙周膜被悬吊固定在牙槽窝中。牙周膜具有一定的弹性，有利于缓冲牙齿承受的咀嚼力。

3. 牙槽骨（alveolar bone） 牙槽骨是包围在牙根周围的颌骨的突起部分，形成牙槽窝，牙根直立其中并和牙槽骨紧紧地连接在一起。

4. 牙龈乳头（interdental papilla） 两牙之间的牙龈呈楔形，称为牙龈乳头（图 1-1-1-21）。

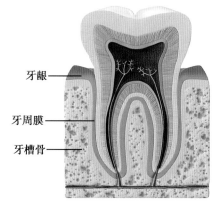

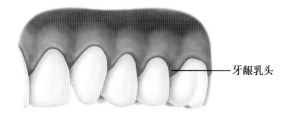

图 1-1-1-20 牙周组织 　　　　　图 1-1-1-21 牙龈乳头

四、其他口腔组织

1. 唾液腺（salivary gland） 唾液腺又称涎腺，是口腔内分泌唾液的腺体。包括腮腺、下颌下腺、舌下腺等，唾液的 85% 来自于腮腺和下颌下腺（图 1-1-1-22）。

2. 口腔黏膜（oral mucosa） 口腔黏膜是指覆盖在口腔内的湿润衬里，在结构和功能上具有皮肤的某些特点，内含大量的腺体，包括唇黏膜、颊黏膜、腭、牙龈、舌背黏膜、舌腹黏膜、口底黏膜等。有抵抗外界刺激和限制微生物侵入的保护性功能，以及对疼痛、温度、触觉等的感觉功能（图 1-1-1-23）。

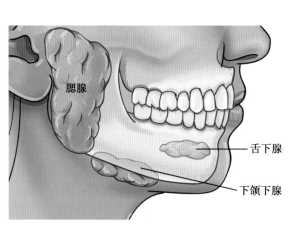

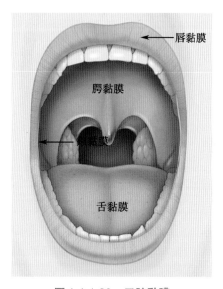

图 1-1-1-22 唾液腺 　　　　　图 1-1-1-23 口腔黏膜

3. 颌面部骨骼（maxillofacial skeleton） 位于口腔颌面部的骨骼，包括上颌骨、下颌骨、颧骨、鼻骨、颞骨、腭骨、蝶骨等（图 1-1-1-24）。

4. 上颌骨（maxilla） 上颌骨为上颌牙列所在的骨骼，左右成对，位于鼻腔两侧，是构成颜面中部的支架，组成颜面下份的大部分（图1-1-1-25）。

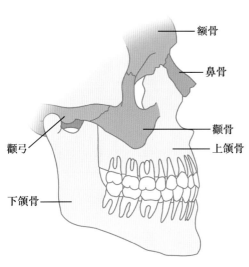

图 1-1-1-24　颌面部骨骼

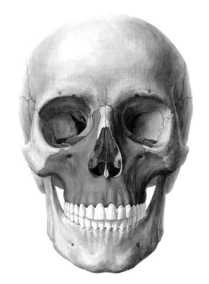

图 1-1-1-25　上颌骨

5. 下颌骨（mandible） 下颌骨为下颌牙列所在的骨骼，位于面下部，呈弓形，围成口腔的前壁和侧壁，是面部唯一能活动的骨骼（图1-1-1-26）。

6. 颌面部肌肉（maxillofacial muscle） 颌面部肌肉可分为咀嚼肌及表情肌两类，分别行使咀嚼功能和参与喜怒哀乐等表情动作的功能。咀嚼肌包括咬肌、颞肌、翼外肌和翼内肌。表情肌包括颊肌、口轮匝肌、眼轮匝肌、颧肌等（图1-1-1-27）。

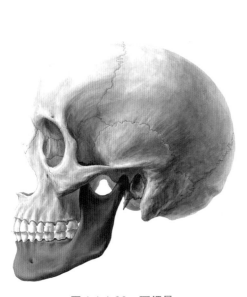

图 1-1-1-26　下颌骨

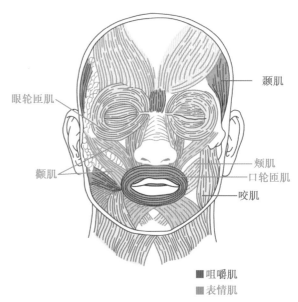

图 1-1-1-27　颌面部肌肉

第二节 牙齿的形态结构

一、常用解剖名词

1. 水平面/横断面（horizontal/transverse plane） 水平面是与地平面平行，将人体分为上、下两部分的断面（图1-1-2-1）。

2. 矢状面/正中面（midsagittal/midline plane） 按前后方向将人体纵向切为左、右两部分的断面，其中将人体分为左、右对等两半的断面被称为正中矢状面（图1-1-2-1）。

3. 冠状面/额状面（frontal/coronal plane） 按左、右方向将人体纵向切为前、后两部分的断面（图1-1-2-1）。

4. 中线（median line） 将颅面部平分为左右对称两部分的一条假想直线，位于正中矢状面上（图1-1-2-2）。

5. 牙长轴（long axis） 沿牙的冠根方向通过牙体中心的一条假想直线（图1-1-2-3）。

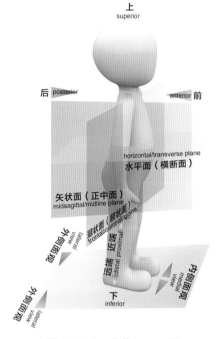

图 1-1-2-1 人体解剖位置

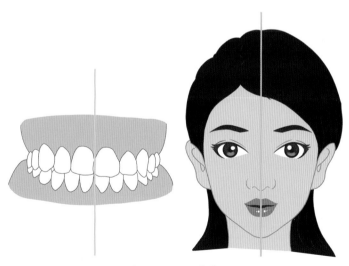

图 1-1-2-2 中线

6. 线角（line angle） 牙冠上两个面相交所成的角称为线角（图1-1-2-4）。例如切牙的近中面与唇面的交角称为近唇线角。

7. 点角（point angle） 牙冠上三面相交处所成的角称为点角（图1-1-2-5）。例如磨牙的近中面、颊面与𬌗面相交处称为近颊𬌗点角，简称近颊𬌗角。

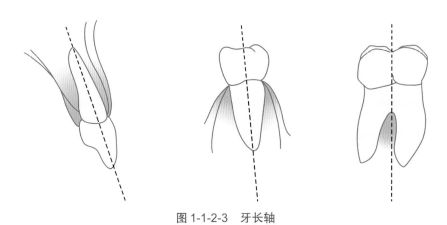

图 1-1-2-3　牙长轴

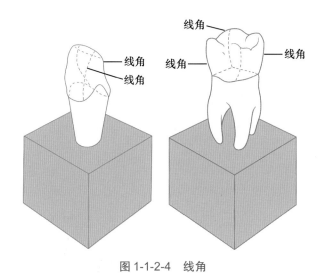

图 1-1-2-4　线角

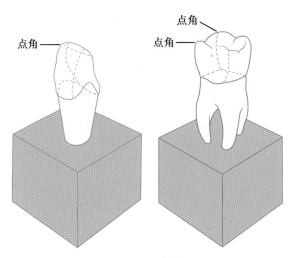

图 1-1-2-5　点角

8. 外形高点(height of contour) 牙冠各轴面上最突出的部分（图 1-1-2-6）。

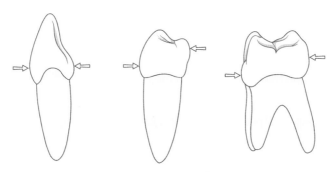

图 1-1-2-6 外形高点

9. 牙颈线(cervical line) 牙冠与牙根的分界线,呈波浪形,在唇、舌面凸向牙根,在邻面凸向牙冠（图 1-1-2-7）。

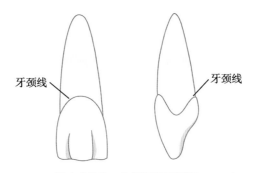

图 1-1-2-7 上颌切牙牙颈线

二、牙冠表面解剖标志

1. 突起结构 牙冠突起结构主要包括舌面隆突、各种嵴和牙尖。

（1）舌面隆突（cingulum）：舌面隆突位于切牙及尖牙的舌面颈 1/3 处,为近似圆形的突起结构（图 1-1-2-8）。

（2）牙尖（dental cusp）：牙尖位于尖牙的尖端、前磨牙和磨牙的𬌗面,为近似锥体形的突起结构（图 1-1-2-9）。

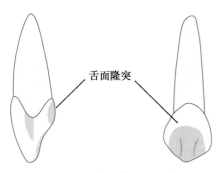

图 1-1-2-8 上颌尖牙舌面隆突

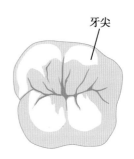

图 1-1-2-9 下颌磨牙牙尖

13

（3）切嵴（incisal ridge）：切嵴为位于切牙切端舌侧的长形隆起（图1-1-2-10）。

（4）牙尖嵴（cusp ridge）：牙尖嵴为从牙尖顶向近中、远中方向延伸的窄长形隆起（图1-1-2-11）。

（5）三角嵴（triangular ridge）：三角嵴为𬌗面上由牙尖顶向牙窝延伸的窄长形隆起，由构成牙尖的相邻两个斜面相交而成（图1-1-2-11）。

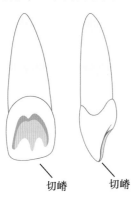

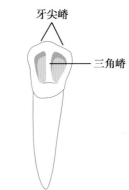

图1-1-2-10　上颌切牙切嵴　　　　　图1-1-2-11　下颌尖牙牙尖嵴、三角嵴

（6）颈嵴（cervical ridge）：颈嵴为位于牙冠的唇（颊）面颈部的弧形隆起，沿颈缘部位微显突起（图1-1-2-12）。

（7）边缘嵴（marginal ridge）：边缘嵴为位于前牙舌面边缘以及后牙𬌗面边缘的细长形隆起（图1-1-2-13）。

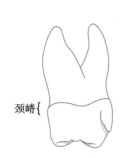

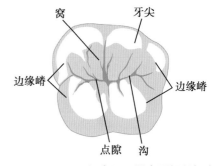

图1-1-2-12　上颌磨牙颈嵴　　　　　图1-1-2-13　下颌磨牙牙冠表面解剖标志

2. 凹陷结构　牙冠凹陷结构主要包括窝、沟和点隙。

（1）窝（fossa）：窝为前牙舌面或后牙𬌗面的不规则凹陷，为牙面的突起结构所包绕（图1-1-2-13）。

（2）沟（groove）：沟位于牙冠𬌗面或轴面上的线形凹陷（图1-1-2-13）。

（3）点隙（pit）：点隙是3条或3条以上的发育沟相交汇形成的点状凹陷（图1-1-2-13）。

课后练习

1. 牙齿根据其在口腔内存在的时间分为_____和_____。

2. 牙齿根据其形态和功能特点分为_____、_____、_____、_____。其中_____和_____在前牙区，_____和_____在后牙区。

3. 牙列根据生长发育阶段可分为_____、_____和_____。

4. 根据在口腔中的方位，牙列可分为 4 个区，1 区、2 区、3 区、4 区分别代表_____、_____、_____和_____。

5. 面部唯一能活动的骨骼为_____。

6. 颌面部肌肉分为_____和_____两类。

7. 请画出下图中各牙的牙长轴。

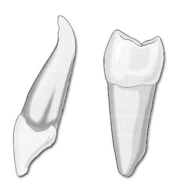

8. 请标出下图中牙齿殆面的牙尖、沟和点隙。

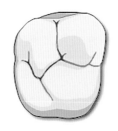

参考答案

1. 乳牙；恒牙

2. 切牙；尖牙；前磨牙；磨牙；切牙；尖牙；前磨牙；磨牙

3. 乳牙列；混合牙列；恒牙列

4. 右上区；左上区；左下区；右下区

5. 下颌骨

6. 表情肌；咀嚼肌

7.

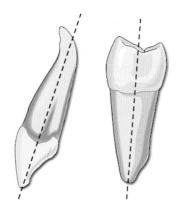

8.

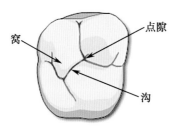

（王毅萱　于世宾　轩　昆）

总　结

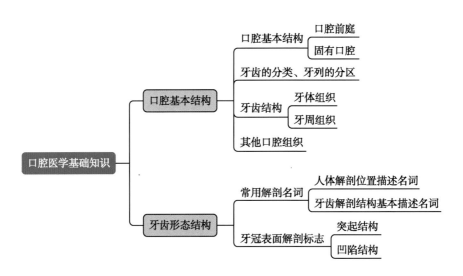

参考文献

1. 何三纲. 口腔解剖生理学. 8 版. 北京：人民卫生出版社，2020.
2. ROBINSON D S，BIRD D L. Essentials of Dental Assisting.6th Edition. Elsevier，2017.

3. 王美青, 胡开进. 实用口腔解剖学图谱. 2版. 北京: 世界图书出版公司, 2012.

4. Baker E. Head and Neck Anatomy for Dental Medicine. New York: Thieme Publishers, 2010.

5. HAVELES E B. Applied Pharmacology for the Dental Hygienist. Elsevier, 2007.

6. STEPHEN D.Manual of Clinical Procedures in Dentistry. Wiley-Blackwell, 2018.

7. BIRD D L, ROBINSON D S. Modern Dental Assisting.10th Edition. Elsevier-Saunders, 2012.

8. GEORGE LASKARIS. Color Atlas of Oral Diseases: Diagnosis and Treatment.4th Edition. Thieme Publishing Group, 2017.

9. JARELL B E. Color Atlas of Common Oral Diseases.5th Edition. LWW, 2016.

10. LASKARIS G. Pocket atlas of oral diseases. Thieme Medical Publishers, 2005.

11. Bergenholtz G, Hörsted-Bindslev P, Reit C. Textbook of Endodontology. 2nd Edition. Chichester: Wiley-Blackwell, 2010.

12. JEFFREY A. DRAN. McDonald and Avery's Dentistry for the Child and Adolescent.10th Edition. Elsevier, 2016.

13. IRELAND R. Clinical Textbook of Dental Hygiene and Therapy. Blackwell Munksgaard, 2006.

14. 谢秋菲, 张磊. 牙体解剖与口腔生理学. 3版. 北京: 北京大学医学出版社, 2021.

第二章

口腔常见疾病及症状

教学目标

1. 掌握：龋病、牙髓病、根尖周病、错殆畸形的分类及临床表现。

2. 熟悉：常见的口腔黏膜病、口腔软硬组织损伤的临床表现及症状。

3. 了解：口腔外科常见疾病的分类及临床表现。

关键词

龋病（dental caries）；急性牙髓炎（acute pulpitis）；慢性牙髓炎（chronic pulpitis）；急性根尖周炎（acute apical periodontitis）；慢性根尖周炎（chronic apical periodontitis）；口腔黏膜病（diseases of oral mucosa）；口腔颌面部感染（oral and maxillofacial infection）；牙体缺损（teeth defect）；牙列缺损（dentition defect）；牙列缺失（dentition missing）；错殆畸形（malocclusion）。

第一节　口腔内科常见疾病及症状

一、牙体牙髓疾病及症状

1. 龋病（dental caries）　龋病是在以细菌为主的多种因素作用下，牙齿硬组织发生的慢性、进行性破坏的一种疾病。

（1）牙体颜色改变（图 1-2-1-1）：龋坏早期表现为脱矿所致的白垩色斑块，后可因着色而呈黄褐色或深褐色，于窝沟处呈浸墨状弥散。

（2）牙体缺损：牙体硬组织出现不同程度的外形和结构的破坏和异常，表现为牙体失去了正常的生理解剖外形，形态、咬合及邻接关系遭到破坏。根据牙体缺损深度将龋病分为浅龋（局限于牙釉质的龋坏）、中龋（龋坏累及牙本质浅层，已成龋洞）和深龋（龋坏累及牙本质深层，洞大而深，近髓）（图 1-2-1-2）。牙体缺损的位置可涉及咬合面、邻面、切角、牙颈部等部位，其中牙齿的窝沟是其发育、矿化过程中遗留下的薄弱环节，也是龋齿的首要发病部位。牙齿邻面是仅次于窝沟的龋病好发部位，一般均因邻面接触不紧或牙间龈乳头萎缩导致食物嵌塞和牙菌斑滞留所致（图 1-2-1-3）。

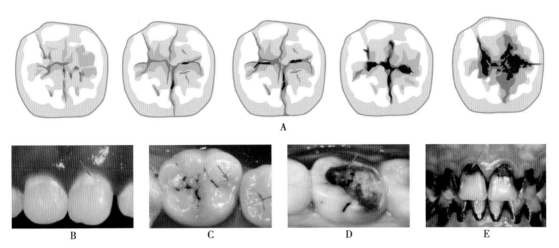

图 1-2-1-1 龋损区域的颜色变化

A. 龋齿进展过程中的颜色变化 B. 白垩色 C. 潜行性暗影 D. 棕色 E. 棕黑色

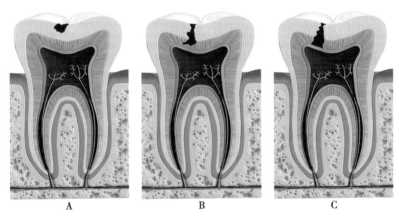

图 1-2-1-2 龋坏深度

A. 浅龋 B. 中龋 C. 深龋

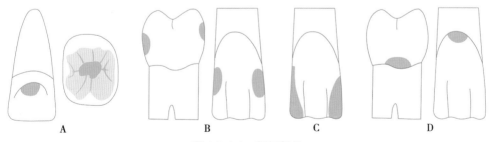

图 1-2-1-3 龋坏部位

A. 咬合面 B. 邻面 C. 邻面累及切角 D. 牙颈部

（3）激发痛：对外界刺激（如冷、热、甜、酸和食物嵌入等）可出现疼痛反应，当刺激源去除后疼痛立即消失。

2. 牙髓炎（pulpitis） 牙髓炎是指发生于牙髓组织的炎性病变。当牙体硬组织因各种原因（龋坏、牙外伤等）遭受破坏时，细菌侵入导致牙髓感染。

（1）急性牙髓炎（acute pulpitis）主要症状（图 1-2-1-4）

1）常伴有龋病，检查可见有近髓的深龋洞或牙体缺损，有时牙冠有充填物存在，或有深牙周袋。

2）疼痛较剧烈，疼痛性质特点如下。

①自发性阵发性痛：在未受到外界刺激的情况下，患牙突然发生剧烈的自发性尖锐疼痛。早期持续时间短，缓解时间长，可能每天发作 2～3 次，每次持续数分钟。晚期则持续时间长，有时甚至持续一整天，缓解时间缩短甚至消失。如炎症牙髓进入化脓阶段，可有搏动性跳痛。

②夜间痛：疼痛常常睡眠时发作，或夜间疼痛更剧烈。

③温度刺激加剧疼痛：冷、热刺激可诱发患牙的剧烈疼痛。牙髓炎晚期表现为"热痛冷缓解"的特点，患者常常通过含漱冷水来暂时止痛。

④疼痛不能自行定位：疼痛发作时，疼痛呈放散性或牵涉性，患者大多不能明确指出患牙所在。

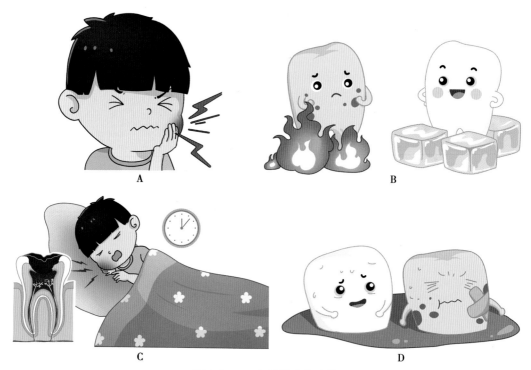

图 1-2-1-4　急性牙髓炎症状
A. 放射性疼痛　B. 热痛冷缓解　C. 夜间痛　D. 自发性疼痛

（2）慢性牙髓炎（chronic pulpitis）主要症状（图 1-2-1-5）

1）存在引起牙髓炎的牙体硬组织疾患或其他病因。

2）疼痛特点：慢性牙髓炎的病程较长，患者可诉有很长时间的冷热刺激痛病史。患牙常有咬合不适或叩痛，一般不发生剧烈的自发性疼痛，但有时可出现不明显的阵发性隐痛或者每日出现定时的钝痛。患牙可定位。

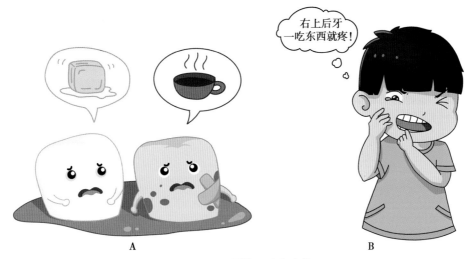

图 1-2-1-5　慢性牙髓炎症状

A. 冷热刺激痛　B. 患牙可定位

3. 根尖周炎（apical periodontitis）　牙根尖周组织的急性或慢性炎症称为根尖周炎。牙髓炎晚期，牙髓组织大部或全部坏死或有细菌感染，牙齿受到急剧外力撞击，根尖周组织受到猛烈创伤及治疗过程中的医源性感染均可引起根尖周炎。

（1）急性根尖周炎（acute apical periodontitis）主要症状（图 1-2-1-6）

1）"红"：牙龈发红。

2）"肿"：牙龈、面颊、淋巴结肿胀。

3）"热"：可伴体温升高、发热、乏力等全身症状。

4）"胀"：患牙伸长感，松动，早接触；根尖区牙龈肿胀。

5）"痛"：患牙自发性、持续性、搏动性跳痛；咬合痛，可定位。

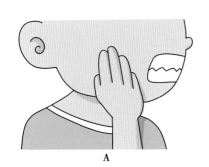
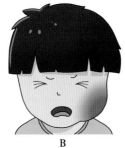
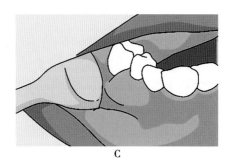

图 1-2-1-6　急性根尖周炎主要症状

A. 咬合痛　B. 面颊肿胀　C. 牙龈红肿

（2）慢性根尖周炎（chronic apical periodontitis）

1）咬合不适：一般无明显的自觉症状，有的患牙可在咀嚼时有不适感，可定位。

2）龋病或牙髓病病史：患牙可查及深龋洞或充填体，以及其他牙体硬组织疾患。或有牙髓病史、反复肿痛或牙髓治疗史。

3）牙体颜色改变：牙髓坏死，牙冠变色（牙髓组织坏死后红细胞破裂致使血红蛋白分解产物进入牙本质小管）发黑。

4）根尖区瘘管：患牙根尖部的唇、颊侧牙龈表面有脓包或瘘管开口。

二、牙周疾病及症状

牙周病是指发生于牙周支持组织的疾病，包括仅累及牙龈组织的牙龈病和波及深层牙周组织（牙周膜、牙槽骨、牙骨质）的牙周炎两大类。牙周病广义泛指牙龈炎和牙周炎；狭义指牙周炎。

1. 牙龈炎（chronicgingivitis） 牙龈炎是菌斑性牙龈病中最常见的疾病，又称边缘性龈缘炎（marginalgingivitis）或单纯性龈炎（simplegingivitis）。其患病率较高，涉及人群广，几乎每个人在其一生中的某个时间段都可发生不同程度和不同范围的慢性龈炎。

临床症状

1）牙龈出血：刷牙或咬硬物时牙龈出血，一般无自发性出血。

2）牙龈颜色改变：牙龈呈鲜红或暗红色，质地松软脆弱、缺乏弹性，有时也可变得坚硬肥厚。

3）牙龈形态改变：可伴龈乳头圆钝肥大、呈球状增生；病变严重时附着龈水肿、点彩消失、表面光滑发亮。

2. 牙周炎（chronicperiodontitis，CP） 牙周炎是由局部因素引起的牙周支持组织的慢性炎症。发病年龄多在 35 岁以后，是最为常见的一类牙周炎，约占牙周炎患者的 95%。如龈炎未能及时治疗，炎症可由牙龈向深层扩散到牙周膜、牙槽骨和牙骨质而发展为牙周炎。由于早期多无明显自觉症状而易被忽视，因此早期发现和诊断牙周炎十分重要。

临床症状

1）牙龈炎症，多伴牙龈出血。

2）牙周袋形成，牙周探诊后出血，牙周袋深度>3mm。

3）牙槽骨吸收，附着丧失。

4）牙齿松动或移位。

5）伴发病症状：牙周脓肿、牙龈退缩、根面敏感、咬合创伤、口臭。

三、口腔黏膜疾病及症状

口腔黏膜病（diseases of oral mucosa）是指发生在口腔黏膜或软组织上的多种疾病，可分为两大类：一类是原发于口腔黏膜的疾病；一类是全身性疾病在口腔的表征。

1. 黏膜损害的临床表现（图 1-2-1-7）

（1）溃疡：溃疡是皮肤或黏膜表面组织的局限性缺损、溃烂，因其表层坏死脱落而使组织形成凹陷，表面常覆盖有脓液、坏死组织或痂皮。如损害只波及上皮层称为浅溃疡，愈合后不留瘢痕。如破坏达到黏膜下层称为深溃疡,愈合后可留下瘢痕。

(2)水疱:水疱是指高出皮肤的疱疹,内容物为渗出的浆液。水疱的形成大多是由于炎症反应的结果,疱膜可以很薄或较厚。疱的数目及分布情况可以是单个的,也可为多个,分布成簇。

(3)角化异常:角化异常包括上皮过度角化、不全角化、角化异常或称角化不良。

(4)皲裂:皲裂是黏膜或皮肤发生的线状裂口,因组织失去弹性变脆所形成。

(5)假膜:假膜好发于黏膜层,是由坏死的黏膜、纤维蛋白、中性粒细胞、微生物如细菌等物质组成的膜状物,质地厚且硬,呈白色糠皮样膜状结构。如被强行剥脱,其下面的黏膜就会出血。

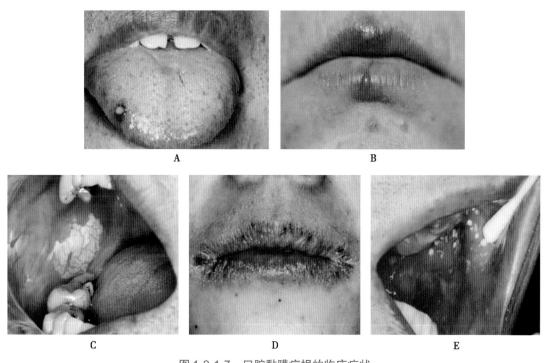

图 1-2-1-7 口腔黏膜病损的临床症状
A. 溃疡 B. 水疱 C. 上皮过度不全角化 D. 口角皲裂 E. 白色假膜

2. 常见的口腔黏膜疾病 常见的溃疡性疾病包括复发性口腔溃疡、创伤性溃疡;感染性疾病有单纯疱疹、带状疱疹、口腔白念珠菌病、念珠菌性口炎、坏死性龈口炎;口腔斑纹类疾病有良性过度角化病、白斑、扁平苔藓,盘状红斑狼疮;变态反应性疾病有血管神经性水肿,变态反应性口炎,多形红斑;发疱性疾病有天疱疮以及类天疱疮等。

(1)疱疹性龈口炎(herpetic gingivostomatitis):疱疹性龈口炎为最常见的由Ⅰ型单纯疱疹病毒引起的口腔病损。也可表现为一种较严重的龈口炎——急性疱疹性龈口炎。本病以6岁以下儿童较多见,也可见于成人。

临床症状(图 1-2-1-8)

1)局部病损——水疱:表现为口腔黏膜任何部位皆可发生的似针头大小、成簇的小水疱，水疱壁薄、透明，溃破后形成浅表溃疡或大面积糜烂。病损于 7～10 天后自愈，愈后易复发。

2）全身情况：发热、头痛、疲乏不适、全身肌肉疼痛，咽喉肿痛，下颌下和颈上淋巴结肿大、触痛等全身症状。

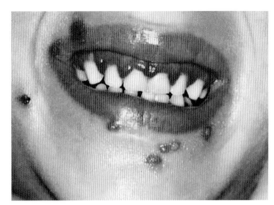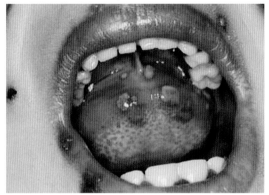

图 1-2-1-8 疱疹性龈口炎

（2）复发性口腔溃疡（ROU, recurrent oral ulcer）：复发性口腔溃疡又称复发性阿弗他溃疡，是一种最常见的口腔黏膜溃疡类疾病。其病因不明，可能是免疫因素、遗传因素、系统性疾病、环境因素、心理因素等多种因素综合作用的结果。

临床症状

1）灼痛：疼痛剧烈，严重者会影响饮食、说话，对日常生活造成极大不便。

2）溃疡：反复发作的单个或者多个大小不一的圆形或椭圆形溃疡，表面覆盖灰白或黄色假膜，中央凹陷，边界清楚，周围黏膜红而微肿。具有周期性、复发性、自限性（10 天左右自愈）的特征（图 1-2-1-9）。

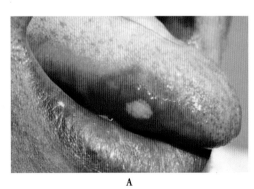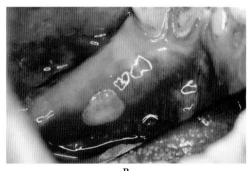

A B

图 1-2-1-9 复发性阿弗他溃疡
A. 位于舌腹　B. 位于牙龈

（3）口腔黏膜下纤维化（oral submucous fibrosis，OSF）：口腔黏膜下纤维化是一种慢性进行性口腔黏膜病，具有癌变倾向，其病因可能与咀嚼槟榔、吃刺激性食物、免疫因素等相关。

1）口腔黏膜颜色改变：在颊部、软腭、唇、舌、牙龈黏膜等处出现苍白色或灰白色的病损，继而在黏膜下出现不透明、无光泽的纤维条索样损害（图1-2-1-10）。

2）灼痛感：口腔有烧灼感，在进食刺激性食物时会加重。

3）溃疡：大多早期出现疱，破溃后形成溃疡。

4）功能障碍：病变早期出现口干、唇舌麻木、溃疡、味觉减退等症状。随着病情的加重，患者会因为黏膜逐渐僵硬而出现部分功能障碍，如进行性张口受限、发音困难、吞咽困难等症状。

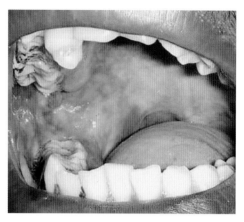

图1-2-1-10 口腔黏膜下纤维化

第二节 口腔外科常见疾病及症状

一、炎症

口腔颌面部感染（oral and maxillofacial infection） 颜面及颌骨周围存在较多相互连通的潜在性筋膜间隙，其间含疏松的蜂窝结缔组织，形成感染易于蔓延的通道（图1-2-2-1）。加之颜面部血液循环丰富，鼻唇部静脉又常无瓣膜，致使在鼻根至两侧口角区域内发生的感染易向颅内扩散而被称为面部的"危险三角区"。

临床症状

（1）急性炎症：局部症状表现为红、肿、热、痛和功能障碍、引流区淋巴结肿痛等典型症状。因感染累及部位不同，会出现张口受限、进食、发音乃至呼吸困难；全身症状包括畏寒、发热、头痛、全身不适、乏力、食欲减退、尿量减少、舌质红、苔黄等。

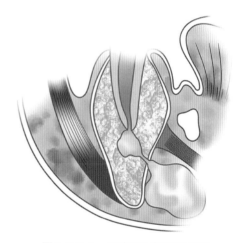

图1-2-2-1 口腔颌面部间隙感染

（2）慢性炎症：局部症状表现为增生、瘘管和窦道形成、长期排脓或反复发作，可伴有持续低热的全身症状。

二、肿瘤

肿瘤（tumor）是人体组织细胞由于内在和外界致病因素长时间的作用，使细胞的遗传物质——脱氧核糖核酸（DNA）产生突变，对细胞的生长和分裂失去控制而发生异常增生和功能失调所造成的一种疾病。根据国际抗癌联盟（UICC）建议应用于临床的分类中，头颈部肿瘤正式分为七大解剖部位，即：唇、口腔、上颌窦、咽（鼻咽、口咽、喉咽）、唾液腺、喉和甲状腺。口腔颌面部肿瘤按其生物学特性和对人体的危害可分为良性与恶性两大类（表1-2-2-1）。

1. 良性肿瘤

（1）良性肿瘤一般无自觉症状，但如压迫邻近神经，发生继发感染或恶变时，则发生疼痛。

（2）生长方式大多为缓慢的膨胀性生长，外表形态多为球形、扁圆或椭圆形，当肿瘤生长部位的表面受纤维条束的阻止，可呈分叶状。生长在颜面皮肤或口腔黏膜表面的肿瘤，常突出于皮肤或黏膜表面呈结节状或球形。

（3）肿瘤有包膜，与周围正常组织分界清楚，一般多能移动（图1-2-2-2）。

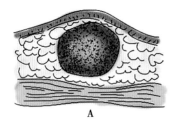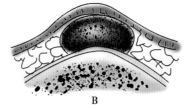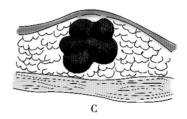

图 1-2-2-2 良性肿瘤的临床病理表现
A. 球形　B. 椭圆形　C. 分叶形

2. 恶性肿瘤　口腔癌在临床上可表现为溃疡型、外生型（乳突状型或疣状型）及浸润型三种。溃疡型肿瘤多发生于皮肤或黏膜浅部，表面坏死脱落并向周围扩展，形成中间凹陷、边缘隆起的火山口状溃疡；外生型肿瘤是肿瘤迅速向表面增生，形成菜花样，常合并感染、坏死（疣状型则仅以外突为主）；浸润型肿瘤发展较快，早期向深部与周围组织生长，侵入黏膜下层和肌组织，表面稍隆起而粗糙不平，深部可扪及不易移动的硬块（图1-2-2-3）。

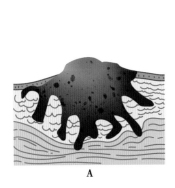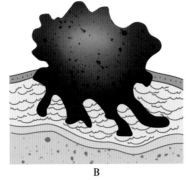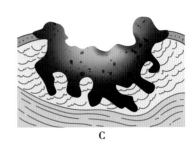

图 1-2-2-3 恶性肿瘤的临床病理表现
A. 浸润型　B. 外生型　C. 溃疡型

（1）恶性肿瘤一般无包膜，因此，边界不清，肿块固定，与周围组织粘连而不能移动。

（2）肿瘤常发生表面坏死，溃烂出血，并有恶臭、疼痛。

（3）当其向周围浸润生长时，可以破坏邻近组织器官而发生功能障碍。可以在淋巴结中形成局部（区域性）淋巴结转移。

（4）晚期患者多出现消瘦、贫血、机体衰竭等恶病质症状，称为"恶病质"。

表 1-2-2-1　良性肿瘤与恶性肿瘤的鉴别

肿瘤类型	良性肿瘤	恶性肿瘤
发病年龄	可发生于任何年龄	癌多见于老年；肉瘤多见于青壮年
生长速度	一般慢	一般快
生长方式	膨胀性生长	浸润性生长
与周围组织的关系	有包膜，不侵犯周围组织，界限较清，可移动	侵犯破坏周围组织，界限不清，活动受限
症状	一般无症状	常有局部疼痛、麻木、头痛、张口受限、面瘫、出血等症状
转移	无	常发生转移
对机体的影响	一般对机体无影响，如生长在要害部位或发生并发症时，也可危及生命	对机体影响大，常因迅速发展，转移和侵及重要脏器及发生恶病质而死亡
组织学结构	细胞分化良好，细胞形态和结构与正常组织相似	细胞分化差，细胞形态和结构呈异型性，有异常核分裂

三、口腔颌面部损伤

口腔颌面部损伤（injuries of oral and maxillofacial region）多因工伤、运动损伤、交通事故和生活中的意外伤害所致，战争时期则以火器伤为主。随着汽车和交通事业的飞速发展，交通事故伤已成为颌面伤的主要原因。

1. 口腔颌面部软组织伤（表 1-2-2-2，图 1-2-2-4）

表 1-2-2-2　口腔颌面部软组织损伤类型和临床表现

类型	特点
擦伤	皮肤表层破损，创面常附着泥沙或其他异物，有点片状创面或少量点状出血
挫伤	皮下及深部组织遭受力挤压损伤而无开放性创口，组织内渗血而形成瘀斑，局部皮肤变色、肿胀和疼痛
刺伤、割伤	皮肤和软组织有裂口，刺伤的创口小而伤道深，多为盲管伤，创缘整齐
撕裂或撕脱伤	较大的机械力作用于组织，当超过组织的耐受力时，将组织撕裂甚至撕脱，伤情重，出血多，疼痛剧烈，易发生休克，创口边缘多不整齐
咬伤	面颊部或唇部组织撕裂、撕脱或缺损，常有骨面裸露，外形和功能毁损严重，污染较重

2. 口腔硬组织损伤

（1）主要疾病

1）牙体硬组织损伤：包括牙冠折、牙根折、冠根折、牙部分脱出、牙侧方移位、牙齿挫入、牙完全脱出等（图 1-2-2-5）。

2）牙槽突骨折。

3）颌面部骨骨折：包括颌骨骨折、颧骨及颧弓骨折、鼻骨骨折、眼眶骨折和全面部骨折等。

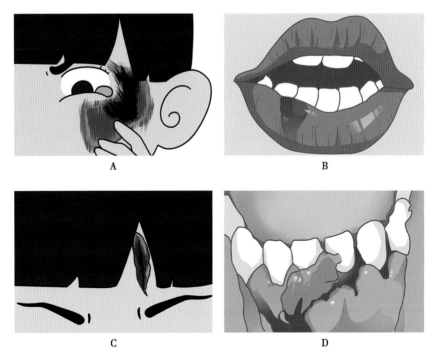

图 1-2-2-4 常见口腔颌面部软组织损伤类型

A. 颌面部擦伤 B. 下唇挫伤 C. 颌面部割伤 D. 牙龈撕裂伤

（2）临床症状：出血、肿胀、疼痛、骨折移位、感觉异常、咬合关系异常和功能（如咀嚼功能）障碍等。

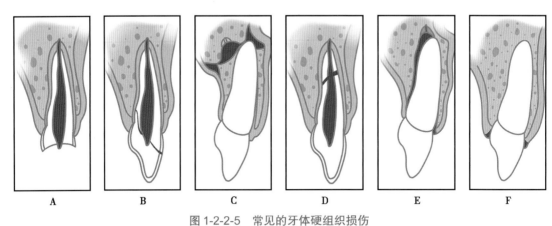

图 1-2-2-5 常见的牙体硬组织损伤

A. 牙冠折 B. 冠根折 C. 牙侧方移位伴牙槽突骨折 D. 根折 E. 牙部分脱出 F. 牙挫入

四、口腔颌面部畸形

1. 先天性口腔颌面部发育畸形（congenital developmental deformities of oral and maxillofacial region） 该发育畸形属颅面裂（cranio-facial cleft）畸形，其中又以唇裂、腭裂、唇腭裂最常见（图 1-2-2-6）；其次为面横裂和正中裂；面斜裂在我国较少见。

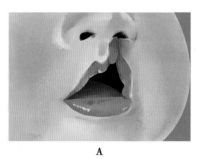 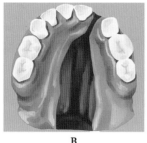 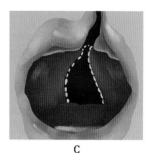

图 1-2-2-6　先天性口腔颌面部发育畸形
A. 唇裂　B. 腭裂　C. 唇腭裂

2. 牙颌面畸形（dento-maxillofacialdeformities）　牙颌面畸形主要系指因颌骨生长发育异常所引起的颌骨体积、形态，以及上下颌骨之间及其与颅面其他骨骼之间的关系异常和随之伴发的殆关系及口颌系统功能异常，外观则表现为颌面形态异常。常见的颌骨发育畸形主要包括发育过度与发育不足两大类，可以单独或同时发生于上颌骨及下颌骨，呈对称性或非对称性（图 1-2-2-7）。

3. 继发性牙颌面畸形　继发性牙颌面畸形是指因各种疾病或其治疗引起的牙颌面畸形（图 1-2-2-7）。

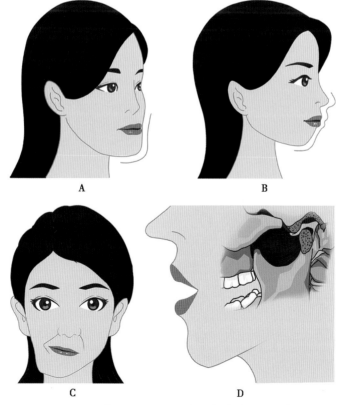

图 1-2-2-7　口腔颌面部畸形
A. 下颌发育过度　B. 下颌发育不足　C. 颌面不对称畸形　D. 颞下颌关节紊乱病

第三节　口腔修复科常见疾病及症状

一、牙体缺损

牙体硬组织发生不同程度的质地和生理解剖外形的损坏和异常称为牙体缺损（teeth defect），常表现为正常牙体形态、咬合及邻接关系的破坏（图1-2-3-1）。牙体缺损常引起牙体牙髓症状，并对咀嚼、发音、面容、甚至全身健康产生不良影响。牙体缺损常见病因包括：龋坏、外伤、楔状缺损、牙齿磨耗及发育畸形等。临床可根据牙体缺损累及的范围，结合患者的需求等选择嵌体、高嵌体、全冠、桩核冠或贴面进行修复（图1-2-3-2）。

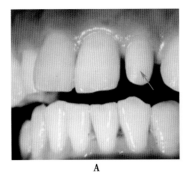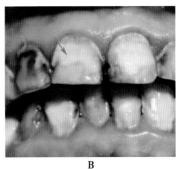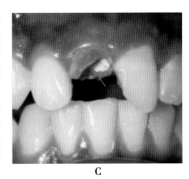

图1-2-3-1　牙体缺损典型临床病例
A. 牙冠外形异常　B. 牙冠质地异常　C. 牙冠外形损伤

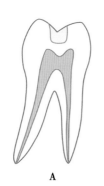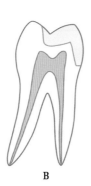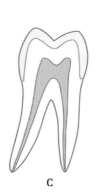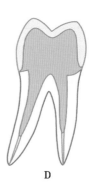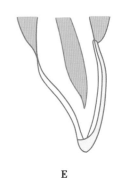

图1-2-3-2　牙体缺损常用修复方法
A. 嵌体　B. 高嵌体　C. 全冠　D. 桩核冠　E. 贴面

二、牙列缺损

牙列缺损是指在上颌和/或下颌牙列内有数目不等的牙齿缺失，同时仍余留不同数目的天然牙（图1-2-3-3）。牙列缺损（dentition defect）会对口颌系统健康、咀嚼功能、发音、面容美观及全身健康带来不良影响，常用的修复方式有固定义齿（图1-2-3-4）、可摘局部义齿（图1-2-3-5）和种植义齿（图1-2-3-6）。

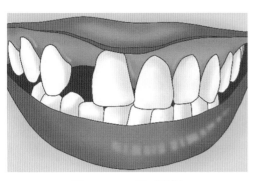

图 1-2-3-3　牙列缺损

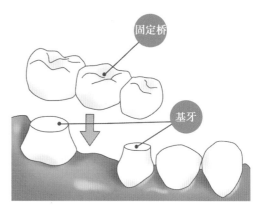

图 1-2-3-4　固定桥

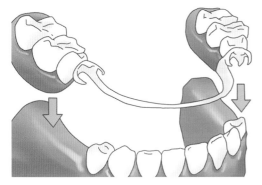

图 1-2-3-5　可摘局部义齿

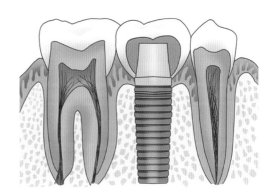

图 1-2-3-6　种植义齿

三、牙列缺失

牙列缺失是指整个牙弓内不存在任何天然牙或牙根的状态（图 1-2-3-7）。牙列缺失（dentition missing）可以是单颌的，也可以是全口的。牙列缺失后不但会导致咀嚼、发音、美观的障碍，还会继发软硬组织的退行性改变，如牙槽嵴的吸收、咀嚼黏膜面积的缩小、舌体增大、面部形态改变等，严重影响患者的生活质量。牙列缺失可通过全口义齿或种植义齿进行修复（图 1-2-3-8）。

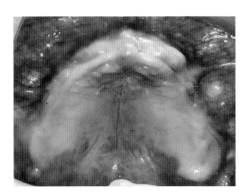

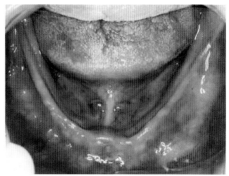

图 1-2-3-7　牙列缺失口内照

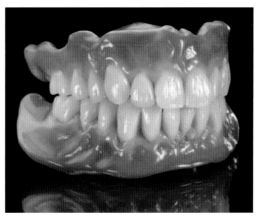

图 1-2-3-8　全口义齿

四、颌面部缺损

颌面部缺损是指因肿瘤、创伤及先天因素等引起的颌面部器官，如颌骨、颜面部眼、鼻、耳的缺损。用于恢复颌面缺损的修复体被称为赝复体（图 1-2-3-9）。

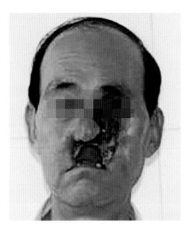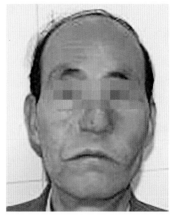

图 1-2-3-9　颌面缺损及赝复体

第四节　口腔正畸科常见疾病及症状

错𬌯畸形（malocclusion）及常见临床症状

错𬌯畸形是指在儿童生长发育过程中，由先天的遗传因素或后天的环境因素，如疾病、口腔不良习惯、替牙障碍等，也可在生长发育后因外伤、牙周病等原因造成的如牙齿排列不齐、上下颌牙弓咬合关系的异常、颌骨大小形态位置的异常、面部畸形等。

现代口腔正畸创始人安格尔（Angle）提出目前使用最为广泛的错𬌯畸形分类法——安氏分类法。以第一恒磨牙位置为参照，根据上下颌牙弓的近远中关系，将牙齿错𬌯分为安氏Ⅰ类、安氏Ⅱ类、安氏Ⅲ类。

中线是将我们颅面部平分为左右两等份的一条假想垂直线。中线通过左右两眼之间、鼻尖和左右两颗中切牙的接触区。以上下颌中切牙为中点分开,牙齿靠近中线方向的就是近中,远离中线的方向就是远中(图1-2-4-1)。

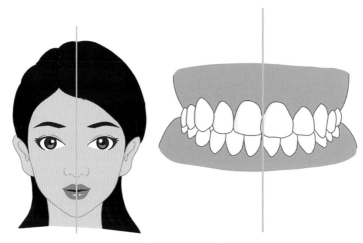

图1-2-4-1　中线

1. 安氏Ⅰ类错𬌗——中性错𬌗　上下颌牙弓的近、远中关系正常,即当牙尖交错𬌗时,上颌第一恒磨牙的近中颊尖咬合于下颌第一恒磨牙的近中颊沟内。牙列中存在个别牙齿错位(图1-2-4-2)。

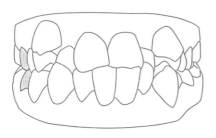

上颌第一磨牙

远中　　近中

下颌第一磨牙

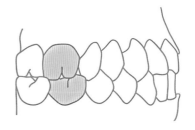

图1-2-4-2　安氏Ⅰ类错𬌗

2. 安氏Ⅱ类错𬌗——远中错𬌗　上下颌骨及牙弓的近、远中关系不调,下颌牙弓或下颌处于远中位置,磨牙为远中关系,即上颌第一恒磨牙的近中颊尖咬合于下颌第一恒磨牙与第二前磨牙之间(图1-2-4-3)。

3. 安氏Ⅲ类错𬌗——近中错𬌗　上下颌骨及牙弓的近远中关系不调,下颌及下颌牙弓处于近中位置,磨牙关系为近中关系,即上颌第一恒磨牙的近中颊尖咬合于下颌第一、第二恒磨牙之间(图1-2-4-4)。

4. 错𬌗畸形的常见临床症状(图1-2-4-5)

(1)个别牙齿的错位:包括牙的唇向错位、颊向错位、舌向错位、腭向错位、近中错位、远中错位、高位、低位、转位、易位及斜轴等。

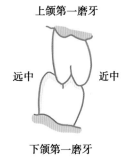

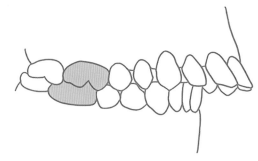

图 1-2-4-3 安氏Ⅱ类错𬌗

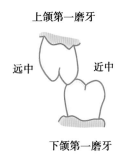

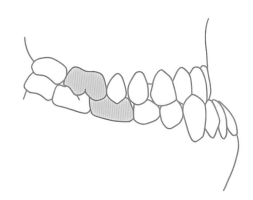

图 1-2-4-4 安氏Ⅲ类错𬌗

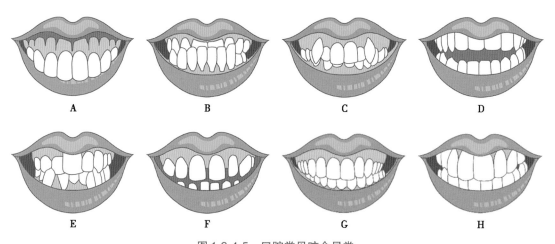

图 1-2-4-5 口腔常见咬合异常

A. 深覆盖 B. 反𬌗 C. 尖牙唇向错位 D. 开𬌗 E. 个别牙反𬌗/牙列拥挤 F. 牙列稀疏 G. 偏颌/一侧后牙反𬌗 H. 中线不齐

（2）牙弓形态和牙排列异常：包括牙弓狭窄、腭盖高拱；牙列拥挤；牙列稀疏。

（3）牙弓、颌骨、颅面关系的异常：包括前牙反𬌗，后牙反𬌗，近中错𬌗，下颌前突；前牙深覆盖，远中错𬌗，上颌前突；上下颌牙弓前突，双颌前突；一侧后牙反𬌗，颜面不对称；前牙深覆𬌗，面下 1/3 高度不足；前牙开𬌗，面下 1/3 高度增加。

课后练习

1. 急性牙髓炎的疼痛特点不包括（　　）

　　A. 自发性、阵发性痛　　　　B. 温度刺激疼痛加剧　　　　C. 夜间痛

　　D. 疼痛不能定位　　　　　　E. 有时可放散到患牙的对侧区

2. 牙周炎患者主诉症状最多的是（　　）

　　A. 牙龈出血　　　　　　　　B. 口臭　　　　　　　　　　C. 食物嵌塞

　　D. 牙齿疼痛　　　　　　　　E. 牙龈肿胀疼痛

3. 复发性阿弗他溃疡的特点不包括（　　）

　　A. 周期性　　　　　　　　　B. 复发性　　　　　　　　　C. 自限性

　　D. 难愈性　　　　　　　　　E. 灼痛感

4. 口腔颌面部损伤后，伤口愈合快，抗感染能力强的原因是（　　）

　　A. 神经分布细密　　　　　　B. 肌肉活动灵活　　　　　　C. 血液供应丰富

　　D. 咀嚼运动的促进作用　　　E. 伤口暴露易清洁

5. 口腔硬组织损伤的临床症状包括（　　）

　　A. 出血、肿胀、疼痛　　　　B. 骨折移位　　　　　　　　C. 感觉异常

　　D. 咬合关系异常　　　　　　E. 以上都是

6. 牙体缺损的最常规治疗方法是（　　）

　　A. 充填治疗　　　　　　　　B. 嵌体修复　　　　　　　　C. 全冠修复

　　D. 桩核冠修复　　　　　　　E. 贴面修复

7. 牙列缺损的可能原因不包括（　　）

　　A. 牙外伤　　　　　　　　　B. 牙周病　　　　　　　　　C. 中龋

　　D. 先天缺牙　　　　　　　　E. 牙源性肿瘤

8. 下列哪项对口腔不良习惯导致错𬌗畸形的描述是错误的（　　）

　　A. 吮指习惯，能引起前牙开𬌗、牙弓狭窄、上颌牙前突、开唇露齿等

　　B. 唇习惯，咬上唇习惯能引起深覆盖、上颌前牙前突、下颌后缩；咬下唇习惯能引起前牙反𬌗、下颌前突

　　C. 睡眠习惯，可影响颌、面的正常发育及面部的对称性

　　D. 偏侧咀嚼习惯，能引起颜面部左右两侧发育不对称

　　E. 咬物习惯，咬物固定在牙弓某一部位，常形成局部小开𬌗

参考答案

1. E 2. A 3. D 4. C 5. E 6. A 7. C 8. B

总 结

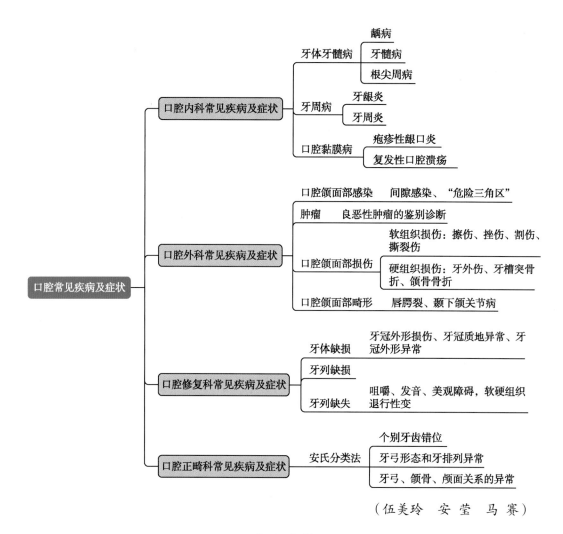

（伍美玲 安莹 马赛）

参考文献

1. 陈谦明. 口腔黏膜病学. 5 版. 北京：人民卫生出版社，2020.

2. 杰弗里·A.迪安，麦克唐纳-埃弗里. 儿童青少年口腔医学. 10 版. 北京：北京大学医学出版社，2018.

3. 孙勇刚. 现代口腔颌面外科学诊疗手册. 北京：北京大学医学出版社，2000.

4. LEVIN L，DAY P F，HICKS L，et al. International Association of Dental Traumatology guidelines for the management of traumatic dental injuries：General introduction. Dent Traumatol，2020 Aug，36（4）：309-313.

5. 史蒂芬，罗森史迪尔. 当代口腔固定修复学. 南京：江苏凤凰科学技术出版社，2018.

6. 刘峰. 口腔美学修复临床实战. 北京：人民卫生出版社，2007.

7. 赵铱民. 颌面赝复学——颌骨及腭部缺损的修复. 北京：世界图书出版公司，2004.

8. 陈扬熙. 口腔正畸学：基础、技术与临床. 北京：人民卫生出版社，2012.

9. 马丁·T.考伯尼. 儿童牙列发育的正畸管理：循证治疗指南. 北京：世界图书出版公司，2021.

第三章

口腔疾病的诊断

教学目标

　　1. 掌握：口腔疾病诊断中的病史采集的主要内容；口腔检查中视诊的逻辑顺序、探诊、叩诊、松动度检查的基本检查方法。

　　2. 熟悉：辅助检查的基本类别。

　　3. 了解：口腔疾病诊断的两种类型；诊疗思维。

关 键 词

　　采集病史（medical information collection）；主诉（complaint）；现病史（current medical data）；临床检查（examination）；视诊（visual examination）；探诊（probe）；触诊（扪诊）（palpation）；叩诊（percussion）；松动度（tooth mobility degree）；牙髓活力测试（pulp vitality test）；辅助检查（auxiliary examination）。

第一节　病史采集

　　采集病史（medical information collection）主要通过问诊来实现。完整、翔实的病史采集可以解决一半的临床诊断。

一、重要性

　　问诊不仅对于诊断准确性有重要贡献，同时对提高治疗效果，建立良好的医患关系有重要作用。通常医生要从患者的主诉入手，解决患者最关心的问题，以问答形式完成上述问题，越是有经验的医生，越能抓住问题的根本，高效诊治。可参考图 1-3-1-1 逻辑思维进行问答。

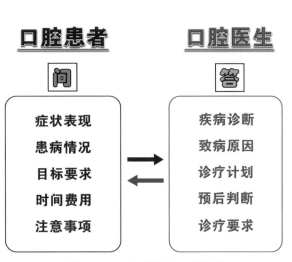

图 1-3-1-1　问诊医患问答思路

二、内容

1. 主诉（complaint） 患者自述自己的症状和 / 或体征、性质以及持续时间。疾病的症状（symptom）、部位（location）和时间（duration）是主诉三要素。通过主诉，常可提示患病的器官和性质。口腔科最常出现的主诉症状有牙痛、牙松动、牙龈出血、牙龈肥大、牙龈肿痛、口腔黏膜溃疡、口腔黏膜白色斑纹、口腔黏膜及皮肤窦道和瘘管、口腔异味、口干、颌面部肿痛、开口受限、修复后疼痛等。

2. 现病史（current medical data） 问诊应围绕患者的主诉进行，应仔细询问主诉的主要症状或体征，包括症状和部位以及发生时间。现病史包括主诉疾病的发生和发展过程，包括：起病时间，主要症状特点，伴发全身症状，诱发、加重及缓解因素，诊治过程及目前情况等。牙痛是最常见的病症，多种口腔疾病均可引起牙痛，口腔医师应根据患者的主诉，简洁有序地提出有关问题，考虑最有可能的几种常见疾病范围，以便选择进一步的检查方法，最终确定牙痛疾病的诊断。现病史需要问及疼痛的性质和程度、疼痛出现的时间和持续时间、疼痛部位的确定及放散的范围、疼痛激惹和缓解因素、患者疼痛史与治疗的关系。

3. 既往史（past medical history） 询问与现有口腔疾病有关的既往健康史、疾病史和治疗史。包括一般健康状况，全身病包括传染病病史、系统病史、手术外伤史、输血史、过敏史、用药史、家族史以及精神和心理疾病等全身病史。口腔临床工作常会问及：可疑患牙的治疗、修复、牙外伤、口腔正畸史和外科拔牙史，口腔颌面部及其邻近器官的病史以及头颈部放疗史。全身病史需要涉及：有无冠状动脉粥样硬化性心脏病、高血压、神经症、癔症等，是否是月经期或更年期等。

4. 家族史（family health history） 家族史记录个人与直系亲属之间的健康关系，因为他们之间存在着相似的基因和生活环境，这有助于了解个人患病的危险因素。

三、方法与技巧

1. 缓解患者的焦虑和恐惧等不良情绪 口腔科患者就医时，通常会联想到疼痛，而疼痛又促使其产生焦虑和恐惧。许多研究表明，人的焦虑情绪与痛觉之间有着十分密切的关系，焦虑情绪越严重，机体的痛阈越低，心理高度恐惧的患者对疼痛的敏感性增高。

2. 建立患者对医生的亲切和信赖感觉 医患关系是一种人际交往关系，属于双向关系。从患者的角度来看，没有比碰到一位值得信任的医生更好的选择，因为患者必须依赖医生的判断力。同时，医生也必须要信任患者，因为医生必须依靠患者来提供所有相关的信息，以尽可能减少治疗中发生不可预料的危险。缺乏信任，医患关系无法建立，医疗活动也无法顺利开展，治病的希望也无法实现。因此，医疗机构和医务人员在构建诚信医患关系模式中应起到带头作用，在某种程度上，医方在资源上属于强势的一方，由于和患者之间的信息不对称，如果医疗机构在内部未建立合理的医疗诚信体系，会让患者产生更多的不安全感和不信任感。

3. 兼用通俗和专业语言进行医患交流 沟通是两个或两个以上个体通过共建语言、行为、文字、形象而交换讯息的过程。医患沟通是在医疗卫生和保健中，医患双方围绕伤病、诊疗、健康及相关因素，以医方为主导，通过全方位、多途径信息交流，使医患双方形成共识并建立信任合作关系，达到诊疗患者伤病、维护人类健康，促进医学发展目的。哈贝马斯认为沟通有效性必须满足 4 个条件：可领会性要求，即说者应选择一种可被领会的表达，以便双方能够相互理解；真实性要求，即说者需要为对方提供一个真实的意向；真诚性要求，即说者需要真诚地表达需求，以便对方能够信任其所说的内容；正确性要求，即说者需要选择一种"本身正确"的话语，以便对方能够明白并接受。符号互动论使我们注意到人际互动的细节，米德认为，个体我实际上是一个"社会我"，"社会我"产生于社会的交流互动过程中，并不是先天形成的。"交流技能"课程让学生意识到自身的社会责任，自我适应学习，将"有价值"的成长视为有效教学的终极目标。作为未来的医生，他们同样需要像学习其他技能一样，学会如何与不同社会角色的人群沟通，更需要学会管理好自身的情感。医疗服务不仅仅需要医务人员付出体力劳动，而且需要在他们的服务中倾注情感并且获得尊严和价值感。

4. 坚定专业自信心和保持客观逻辑性 医学实践过程中最重要的就是对医学现象原因假说的提出、验证、推理和遵守逻辑思维的过程。以抽象的概念、判断、推理为思维形式，通过分析、综合、比较、分类等多种逻辑思维方法进行操作，以达到它的最终目的。"大医精诚"第一是精，亦即要求医者要有精湛的医术，认为医道是"至精至微之事"，习医之人必须"博极医源，精勤不倦"。第二是诚，亦即要求医者要有高尚的品德修养。

第二节 口腔临床检查

口腔临床检查（examination）是在采集病史的基础上进行客观的检查，包括：视诊、探诊、触诊（门诊）、叩诊、松动度及牙髓活力检测。

一、视诊

视诊（visual examination）的方法不是简单的看，而是带有诊断指向性的观察，既不能以偏概全，又不能毫无重点。临床经验丰富的医生通常独具慧眼。口腔内的视诊多借助口镜观察。一般情况下，视诊按照从整体到局部的顺序进行，即按照全身健康状况、口腔颌面部、口腔软组织情况以及牙和牙列情况的顺序进行，具体检查内容如下。

1. 全身健康情况 患者的发育状况，精神状况。

2. 颌面部情况 颌面部发育是否正常，是否对称，有无肿胀、畸形、肿物及窦道等。

3. 口腔软组织 牙龈是否充血肿胀及肿胀的程度和范围，是否存在窦道；黏膜色泽是否正常，有无水肿、溃疡、肿物等。

4. 牙列和牙 观察牙的颜色、形态和质地变化，如：龋损、着色、牙体缺损、畸形、隐裂及磨耗等；观察牙排列及数目是否正常、有无发育异常、牙列是否完整、有无缺失牙；观察口腔修复体的情况，如充填体是否完整、边缘是否密合、有无悬突、有无继发龋坏等。

二、探诊

由于牙齿结构细微精密，缝隙狭窄，需用特殊工具进行精准探查。探诊（probe）是通过探针扎、拨及滑动等动作,可以将细微之处的组织形态、硬度间接传导至手指触觉,从而确定病损的性质。

1. 探查内容　探查病损的范围、深浅、质地、与周围组织的空间关系、探诊时的感觉。根据探查的组织不同,使用的探诊工具也有区别,牙体疾病诊治时使用普通牙科探针,牙髓根管诊治时使用根管探针,牙周疾病诊断时使用牙周探针,在日后专业课进一步学习。

2. 探诊方法　探诊时采用执笔式握持探针,一定要有支点(图1-3-2-1A),动作轻巧,不可用蛮力探入敏感区域(深龋近髓处或可疑露髓孔),以免引起患者不必要的疼痛。

普通牙科探针使用时,执笔式握紧具有防滑设计的手柄,大弯端用于检查牙齿咬合面、唇颊面、舌腭面牙齿形态;小弯端用于探查近、远中邻面硬组织的连续性(图1-3-2-1B、C)。

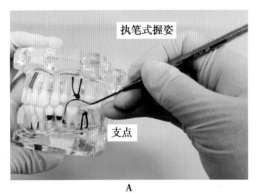
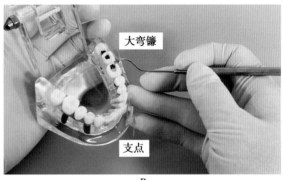
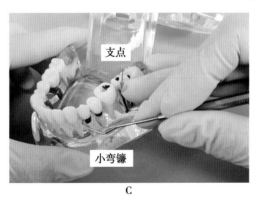

图 1-3-2-1　牙科普通探针使用注意事项
A. 执笔式探针握姿　B. 大弯镰端探诊咬合面　C. 小弯镰端探诊邻面

三、触诊(扪诊)

1. 触诊内容　触诊是一种常用的物理诊断方法,用手指使用连续压力轻触(扪)可疑病变部位,了解病变部位(location)、密度(density)、范围(range)、有无扪痛(pain intensity)、有无波动感(fluctuation)、有无骨摩擦音(bone crepitus)、与腺体(adenopathy)关系等。触诊须要按照一定顺序执行,从口外面部到唇、舌、口底、牙龈等口内组织,触诊口内组织时要带手套,并根据问诊、视诊内容,结合印象诊断,进行有目的性的触诊。此处仅介绍口腔最常见的触诊方法,具体细节方法在专业课学习阶段进一步深入学习。

2. 触诊方法

(1) 双指双合触诊(bidigital palpation):用大拇指和示指夹持唇、舌、颊部病变组织(图 1-3-2-2),感受病变组织坚硬或柔软,是否有结节,多用于检测小唾液腺病变、颈部淋巴结等。

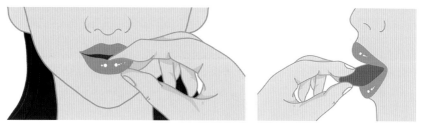

图 1-3-2-2　唇部、舌部触诊示意图

(2) 根尖部触诊:用示指指腹从可疑患牙邻牙唇颊侧或舌侧牙龈根尖处,慢慢向可疑患牙根尖部移动。用于感受根尖周组织炎症病损(图 1-3-2-3)。

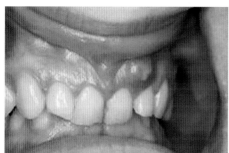
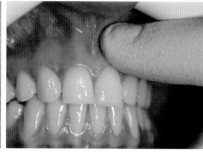
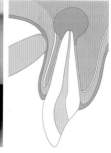

图 1-3-2-3　根尖触诊示意图

(3) 脓肿波动感扪诊:示指和中指双指轻放在脓肿部位,分别用两指交替上下推压按动(图 1-3-2-4),用指腹扪及波动感。若根尖周已形成脓肿,当用手指按压时,可以感觉到脓液在其中流动,但有时候,脓肿可能因为位置较深或体积过小,波动感无法被感知。

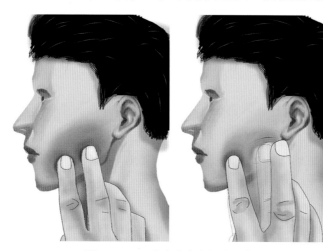

图 1-3-2-4　脓肿波动感扪诊示意图

（4）双手双合诊（bimanual palpation）：双手置于病变部位上下或两侧进行（图1-3-2-5），适用于口底区域和下颌下腺等检查。

（5）颞下颌关节触诊：双手对称手指置于患者颞颌关节耳屏前方或耳道内部（图1-3-2-6A、B）。可以进行下颌运动检查，嘱患者做开闭口运动（图1-3-2-6C、D）、前伸运动和侧颌运动，检查关节功能是否正常，有无疼痛、弹响或杂音；观察弹响发生的时间、性质、次数和响度；两侧关节动度是

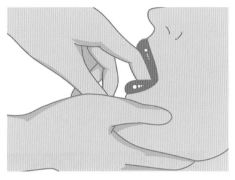

图1-3-2-5 口底双手双合诊示意图

否一致，有无偏斜；开口度和开口型是否正常，以及在开闭口运动时是否出现关节绞锁等异常现象。

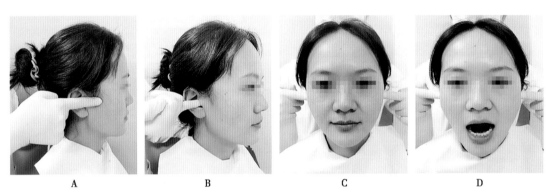

图1-3-2-6 颞颌关节触诊示意图
A. 耳屏前触诊 B. 耳道内触诊 C. 闭口位 D. 开口位

四、叩诊

1. 叩诊（percussion）工具 金属手持器械的平端，如银汞充填器的柄端、金属口镜柄、压光器柄等，但是不能用尖头镊子柄作叩诊工具。

2. 叩诊方法 执毛笔式握持器械，垂直向叩击牙尖或切缘（图1-3-2-7A），水平向叩击牙冠唇（颊）舌面中部或牙尖嵴（图1-3-2-7B），依据患牙对叩击的反应（包括叩痛和声音清浊），判断根尖部和牙周膜的健康状况和炎症程度。一般选择正常邻牙作为对照牙，先叩击邻牙作为对照。叩诊的力量宜先轻后重，一般以叩诊正常牙不引起疼痛的力量为适宜力量。

3. 叩诊结果的表述和记录

叩痛（-）：表示用适宜力量叩诊患牙反应同正常牙；

叩痛（+-）：用适宜力量叩诊患牙感觉不适；

叩痛（+）：重于适宜力量叩诊，引起患牙剧烈疼痛；

叩痛（+++）：轻于适宜力量叩诊，引起患牙剧烈疼痛；

叩痛（++）：患牙的叩痛反应介于叩痛（+）和叩痛（+++）之间。

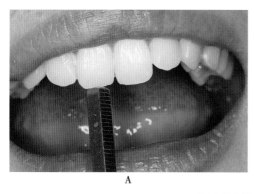
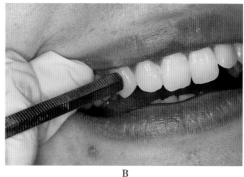

图 1-3-2-7　叩诊方向
A. 垂直叩诊　B. 水平叩诊

五、松动度

1. 松动度（tooth mobility degree）检查方法　用镊子夹住前牙切端（图 1-3-2-8A）或抵住后牙咬合面的窝沟（图 1-3-2-8B）（勿使用镊子夹持后牙牙冠），做唇舌向（颊舌向）、近远中向和殆龈向或切龈向摇动，观察牙晃动的程度。

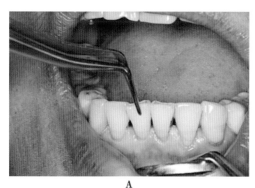
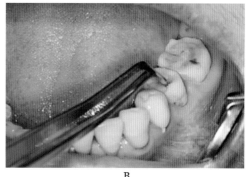

图 1-3-2-8　牙齿松动度检查方法
A. 前牙松动度检查　B. 后牙松动度检查

2. 结果记录

Ⅰ度松动：仅唇舌向或颊舌向一个方向晃动，或晃动幅度小于 1mm。

Ⅱ度松动：两个方向晃动，除唇舌向或颊舌向，近远中向也有晃动，或晃动幅度在 1～2mm。

Ⅲ度松动：三个方向晃动，唇舌向或颊舌向，近远中和垂直向均有晃动，或晃动幅度＞2mm。

六、牙髓活力测试

1. 温度测试

（1）热诊：将牙胶棒置于酒精灯上烤化后，置于牙面上测试牙髓的反应（图 1-3-2-9A）。

（2）冷诊：用冷水冲击患牙或者用小冰棒置于牙面上测试牙髓的反应（图 1-3-2-9B）。

（3）注意事项：温度测试法先测试对照牙，其顺序为同颌同名牙、对颌同名牙、邻牙，接着测试患牙，从而判断牙髓的状况，诊断患有牙髓病的患牙。可复性牙髓炎热诊后可产生刺激痛，刺激去除后疼痛随即消失；不可复性牙髓炎热诊后可产生刺激痛，刺激去除后疼痛可持续一段时间；牙髓坏死患牙热诊后无反应。

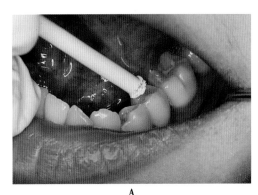
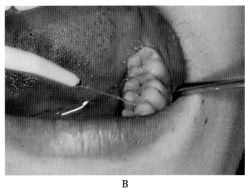

A   B

图 1-3-2-9　牙髓温度测试方法
A. 热诊　B. 冷诊

2. 电测试　牙髓活力电测试是利用电流刺激牙髓来判断牙髓状态的一种方法（图 1-3-2-10C、D）。

方法：

（1）测试前应向患者解释检查的目的，如有热、麻或刺痛感应举手示意，以取得患者的合作。

（2）测试前先将电测器拨到"0"处，擦干或吹干牙面，再用小棉球蘸生理盐水或牙膏作导体，放在牙面上适当位置（图 1-3-2-10A、B）。

（3）电测器电极或探头应置于牙冠唇（颊）面中部，使电流直达下方的牙髓。如测试前牙时，电极或探头不能太近切缘，因其下无牙本质，可出现假阴性结果；不能太靠近牙龈，因电流刺激牙周膜导致假阳性结果或烧伤牙龈；电极也不能直接放入龋洞内或暴露的牙本质、修复体上，以免影响结果的准确性。

（4）测试时电极或探头置于导体上，逐渐增加电流强度，直至患者有反应时移开，记录其读数。

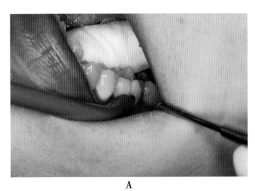
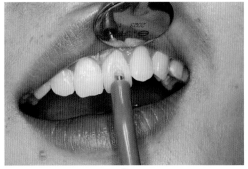

A   B

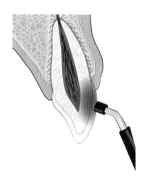
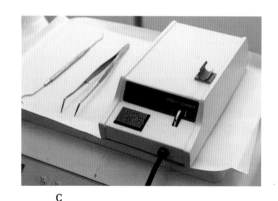

C

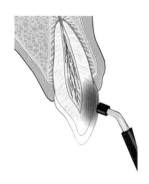
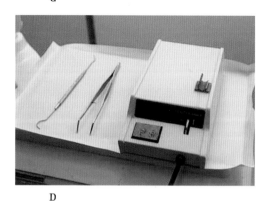

D

图 1-3-2-10 牙髓电活力测试方法

A. 后牙电活力测试 B. 前牙电活力测试 C. 牙髓坏死示意图及牙髓活力测试数值为 80 D. 牙髓活力正常示意图及牙髓活力测试数值为 28

（5）选择对照牙，其顺序是：同颌同名牙、对颌同名牙、邻牙。

第三节 辅助检查

辅助检查（auxiliary examination）是在问诊和临床检查基础上，用更加客观的指标，获得更加准确可靠的证据，以进一步证明诊断假设。其内容包括影像学检查、多普勒超声检查、实验室检查、心电图等，下面介绍最常用的前三种检查手段。

一、影像学检查

影像学检查使医生进一步明确牙根、牙槽骨内部情况，明确病变的部位、范围和边界。根据病变累及的范围和诊治需要，可选择不同的口腔影像学检查方法。最常用的检查方法包括根尖片、全口牙位曲面体层 X 线片、CBCT 等。

1. 根尖片（periapical radiography） 根尖片是最常见的显示个别牙根尖周围组织的口内影像学检查方法。每张片子通常可显示 2～4 颗牙位，可提供牙齿和周围牙槽骨的健康信息。RadioVisioGraphy（RVG）数字成像系统传感器与根尖片拍摄设备结合，因有节省时间、稳定图像质量、控制辐射剂量、易于传送等优点，已广泛用于口腔医学。多用于牙体、牙周、外科常见疾病的诊治,如根尖周炎和牙周炎诊断、根管治疗、拔牙、种植修复等治疗方法的质量评估(图 1-3-3-1)。

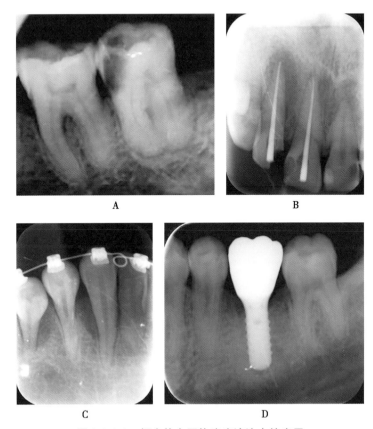

A

B

C

D

图 1-3-3-1 根尖片在牙体疾病诊治中的应用

A. 牙体牙髓疾病诊断 B. 牙周疾病诊断 C. 根管治疗质量评估 D. 种植修复质量评估

2. 全口牙位曲面体层 X 线片(panoramic radiographs) 全口牙位曲面体层 X 线片是一种常用的口外影像拍摄法,可提供头颈部多种结构(包括:上颌窦、颈椎及上下颌牙齿及牙周组织)的信息,因此亦称全景片。用于评估恒牙发育状况、牙齿萌出阶段、牙颌发育异常及整体牙齿位置等。常用于儿童牙科、正畸、颌面外科等多种口腔疾病临床诊治工作(图 1-3-3-2)。

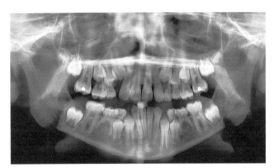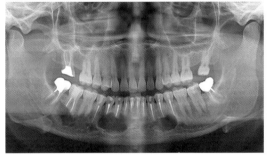

图 1-3-3-2 全口牙位曲面体层 X 线片

3. 锥形束 CT（cone-beam computed tomography，CBCT） CBCT 是一种更先进的牙科影像技术，可提供更加准确的牙科三维影像。其放射量仅有普通 CT 的 1/10，扫描精度可达到毫米以下。单颗牙位和全口牙位。已广泛应用于牙体、修复、种植、正畸、外科等各个领域（图 1-3-3-3）。

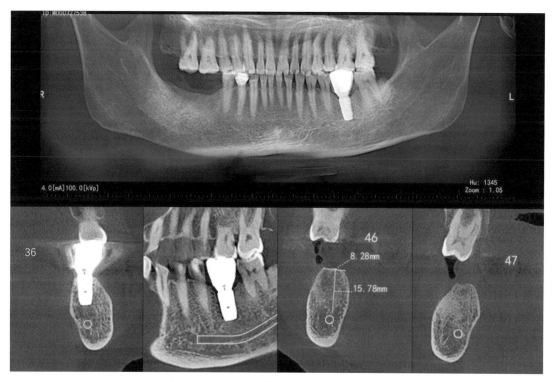

图 1-3-3-3 CBCT 在种植修复过程中的应用

二、多普勒超声检查

超声波检查通过多普勒原理，因其无创、无痛、成像度好等优点，广泛应用于非手术临床检查。在口腔临床诊疗过程中，常用于检查颌面部软组织病变的边界、范围、组织层次结构、相邻组织受累情况及血流状况等检查，可与 CBCT 检查配合，给医生提供更为详细的信息，有利于判断疾病进程和治疗决策。目前应用最为广泛的检查设备为多普勒超声检查仪器，其涵盖多种超声技术，包括彩色多普勒超声、三维超声、超声造影和弹性成像等。可通过选择不同的探头实现不同深度部位病变的探查（图 1-3-3-4）。

三、实验室检查

因为部分口腔疾病与全身健康状况有着密切的联系，一旦有临床诊疗需求，需通过对全身血液、体液和局部病变进行进一步实验室辅助检查，从而明确病因假设正确与否、治疗措施恰当与否。最常见的实验室检查有：血液检查、微生物学检查、活体组织检测（图 1-3-3-5）。

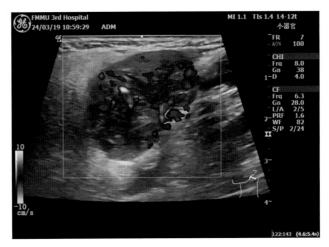

图 1-3-3-4 多普勒超声在颌面部肿瘤诊断的应用(红色表示流向探头血流、蓝色表示远离探头血流)

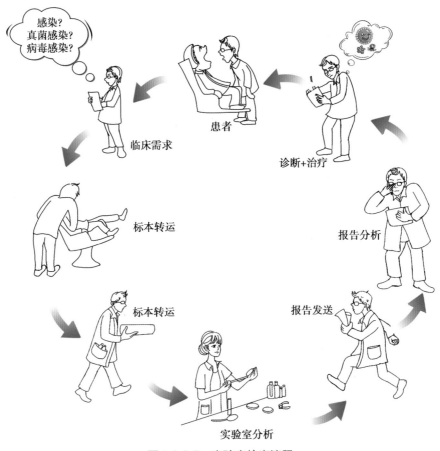

图 1-3-3-5 实验室检查流程

1. 血液检查(blood test) 在口腔诊疗过程中,常用的血液检查项目如表 1-3-3-1。

2. 微生物学检查(microbiological examination) 微生物学检查是将血液、唾液、脓液、分泌物等标本,正确进行标本采集、储存和运送,这些都直接关系检验结果的正确性

（图 1-3-3-6）。任一环节处理不当，都可能导致误差和错误，影响最后的检测结果。根据诊疗需求不同，可分为操作相对简单的微生物涂片检查和培养分离鉴定，后者常与药敏试验结合，以辅助炎症用药选择。

表 1-3-3-1　常用的口腔诊疗过程中血液检查项目

血液检查名称	涵盖内容	诊疗需求	临床应用
血常规	血细胞分析＋五分类	观察全身细菌、病毒感染状况	急性感染
感染四项	丙型肝炎抗体测定（Anti-HCV）、梅毒螺旋体特异抗体测定、人免疫缺陷病毒（HIV）抗原抗体联合检测、乙型肝炎（HBV）抗原抗体检测	观察是否存在血源性感染的传染性疾病	术前检查、正畸治疗
凝血检查	血浆凝血酶原时间测定（PT）、活化部分凝血活酶时间测定（APTT）、凝血酶时间测定（TT）、血浆 D- 二聚体定量检测、纤维蛋白（原）降解产物测定（FDP）	避免诊疗过程出现出血不止现象	术前检查

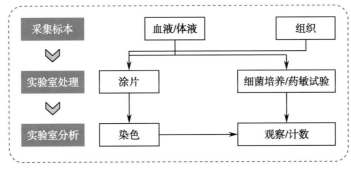

图 1-3-3-6　微生物检查流程

（1）口腔微生物涂片检查：口腔黏膜科经常使用真菌涂片和原虫涂片检查，检测口腔念珠菌、牙龈阿米巴和口腔毛滴虫（图 1-3-3-7）。口腔牙周科常使用暗视野显微镜检查和刚果红负性染色涂片检查，来进行龈下菌斑标本检测和口腔微生态研究。

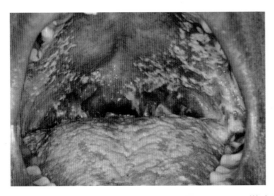
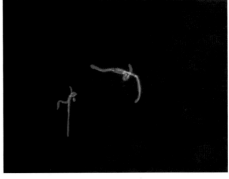

图 1-3-3-7　微生物图片检查
注：老年人白色念珠菌感染，又称"鹅口疮"。可用棉签在白色病损处涂擦，进行真菌涂片荧光检查，可见真菌菌丝

（2）口腔微生物的分离培养及鉴定：要确定口腔局部炎症感染类型由哪种细菌、病毒、真菌等微生物造成的，或是要确定感染对哪种抗生素更加敏感，可以采用口腔微生物分类培养与鉴定。其过程包括标本采集（图 1-3-3-8）、标本转运、分散和稀释、接种和孵育、细菌鉴定等步骤。随着检测这些复杂的专业操作会不断学习与实践。

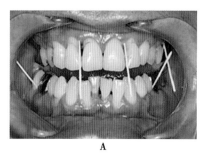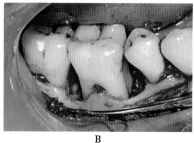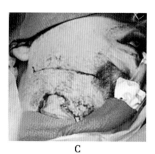

图 1-3-3-8 微生物培养标本取样
A. 利用纸捻吸取龈沟液进行细菌培养 B. 刮取牙周组织进行细菌培养 C. 抽取下颌下间隙脓液进行细菌培养

3. 活体组织检查（biopsy） 为疑似肿瘤的肿块、疑似癌前病变、念珠菌感染、结核、梅毒性病变、放线菌病变等口腔黏膜病变术后标本确诊提供一定的依据（图 1-3-3-9）。

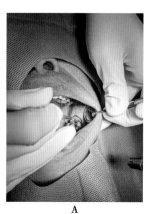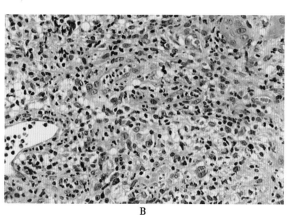

图 1-3-3-9 病理活检
A. 在左下颌磨牙区切取肿物，进行组织病理活检 B. 病理切片显示为鳞状细胞癌

第四节 诊 断

一、诊断的类型与格式

从医学角度诊断是对人的精神、体质状态及功能作出的判断，完整的临床诊断应包括病因、病理形态和病理生理的内容。诊断是医生制订治疗方案的依据，它必须是全面概括且重点突出的综合诊断。诊断大体可以分为描述性诊断和实体性诊断。描述性诊断是由于

在临床上很多疾病并不能明确其病因和发病机制,因此描述清楚其发病的临床病损形态和特点即可。而实体性诊断又可细分以下几种,如表1-3-4-1示。

1. 病因诊断 根据临床的典型表现,明确提出致病原因。病因诊断对疾病的发展、转归、治疗和预防都有指导意义,因而是最重要的、也是最理想的临床诊断内容。

2. 病理解剖诊断 病理解剖诊断是对病变的部位、性质、细微结构变化的判断,其中有的需要组织学检查,有的也可由临床表现联系病理学知识而提出。

3. 病理生理诊断 病理生理诊断是疾病引起的机体功能变化。

表 1-3-4-1　口腔颌面疾病诊断的类型及特点

	诊断类型	优点	举例
描述性诊断	描述疾病的病损形态	利于标准临床治疗路径的应用	楔状缺损、畸形中央尖、隐裂
	描述疾病的临床特点		龋病、牙冠折、牙脱位、颌骨骨折、急(慢)性牙髓炎、急(慢)性根尖周炎、慢性牙周炎、唇炎、口腔扁平苔藓、智齿冠周炎、唇裂、腭裂、牙列缺损
实体性诊断	病因诊断	对病变的部位、性质、细微结构变化的判断,利于更加精准的治疗方法,对疾病的发展、转归、治疗和预防都有指导意义	创伤性溃疡、药物性牙龈肥大、艾滋病牙龈炎
	病理解剖诊断		遗传性牙釉质发育不全、遗传性乳光牙本质、先天性梅毒畸形牙、遗传性牙龈纤维瘤病、嗜酸性淋巴肉芽肿、恶性黑色素瘤、浆细胞肉瘤、牙源性钙化囊性瘤
	病理生理功能诊断		颞下颌关节紊乱病

临床综合诊断传统上应写在病历记录末页的右下方。按照疾病轻重缓急进行排序,患者主诉疾病、严重疾病、需要紧急治疗的疾病诊断靠前,而其他同时存在的伴发疾病靠后放。若不能确定的诊断可在诊断条目后加"?",以示需要在后续的检查中进一步判断。诊断之后要有医生签名,以示负责。

临床综合诊断内容和格式举例如下。

1. ××牙位慢性牙髓炎急性发作。
2. ××牙位隐裂。
3. ××牙位慢性牙周炎。
4. ××牙位牙列缺损。

二、诊断的步骤

诊断口腔疾病通常有四个步骤:①采集病史;②分析、评价、整理资料;③提出初步诊断;④确立及修正诊断(图1-3-4-1)。

1. 采集病史 在上文介绍采集病史方法的基础上,需注意以下几个问题。首先,问诊要全面系统、真实可靠、反映出疾病的动态变化及个性特征。透过症状主观感觉异象,结合医学知识和临床经验,来认识和探索客观存在的疾病特点。详尽而完整的病史大约可解决近半数的诊断问题。其次,进行全面、有序、重点、规范和正确的体格检查,应边查边问,边查边想,不断增加病史的完整性和真实性。第三,辅助检查无疑会使临床诊断更准确、可靠。但需要综合考虑检查意义、检查时机、检查敏感性和特异性、检查安全性、检查成本与效果分析等问题。

2. 分析、评价、整理资料 该步骤非常重要,但又常被忽略。疾病表现是复杂多样的,患者因受神经类型、性格特点、文化素养、知识层次、心理状态和社会因素等的影响,所述病史常常出现琐碎、凌乱、不确切、主次不分、顺序颠倒、甚至有些虚假、隐瞒或遗漏等现象。因此,医生必须对病史资料进行分析、评价和整理,使病史具有真实性、系统性和完整性,只有这样的病史,才能为正确诊断提供可靠的依据。切不可单靠某项检查结果诊断疾病。由于检查时机和技术因素等影响,一两次阴性结果往往不足以排除疾病的存在。因此,在分析评价结果时必须考虑:①假阴性和假阳性问题;②误差大小;③有无影响检查结果的因素;④结果与其他临床资料是否相符,如何解释等。

3. 提出初步诊断 在对各种临床资料进行分析、评价和整理以后,结合医生掌握的医学知识和临床经验,将可能性较大的几个疾病排列出来,逐一进行鉴别,形成初步诊断。初步诊断只能为疾病进行必要的治疗提供依据,为确立和修正诊断奠定基础。

4. 确立及修正诊断 认识常常不是一次就能完成的。初步诊断是否正确,也需要在临床实践中验证。因此,提出初步诊断之后给予必要的治疗;客观细致的病情观察;某些检查项目的复查以及选择一些必要的特殊检查等,都将为验证诊断、确立诊断和修正诊断提供可靠依据。

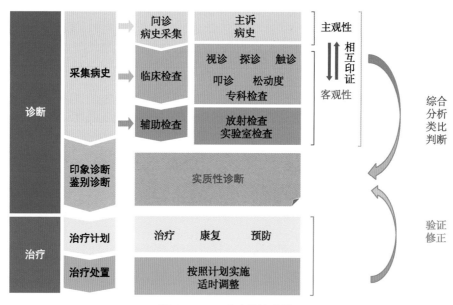

图 1-3-4-1 疾病诊治步骤

三、诊疗过程中的临床思维

临床思维(Clinical Thinking)是综合运用医学、自然、人文社会和行为科学等知识,以患者为中心，通过充分沟通与交流，进行病史采集获得可靠的、可利用的最佳证据和信息，结合患者家庭与人文背景，进行批判性分析、综合、类比、判断和鉴别诊断，形成诊断、治疗、康复和预防的个体化方案并予以执行和持续修正的思维过程和思维活动。

1. 临床思维的两大要素

（1）临床实践：通过各种临床实践活动，如病史采集、体格检查、选择必要的实验室和其他检查以及诊疗操作等工作，细致而周密地观察病情，发现问题，分析问题，解决问题。

（2）科学思维：这是对具体的临床问题比较、推理、判断的过程，在此基础上建立疾病的诊断。即使是暂时诊断不清，也可对各种临床问题的属性范围作出相对正确的判断。这一过程是任何仪器设备都不能代替的思维活动。临床医生通过实践获得的资料越翔实，知识广博，经验越丰富，这一思维过程就越快捷，越切中要害，越接近实际，也就越能作出正确的诊断。

临床思维方法在过去教科书中很少提及，课堂上很少讨论，学生常常经过多年实践后逐渐领悟其意义，"觉悟"恨晚。如果使学生能更早地认识到它的重要性，能够从接触临床开始的实践活动中就注重临床思维方法的基本训练，无疑将事半功倍，受益终身。

2. 临床诊断的思维方法

推理是医师获取临床资料或诊断信息之后到形成结论的中间思维过程。推理有前提和结论两个部分。推理不仅是一种思维形式，也是一种认识各种疾病的方法和表达诊断依据的手段。推理可帮助医生认识诊断依据之间的关系，正确认识疾病、提高医生的思维能力。

（1）**演绎推理**：这是从带有共性或普遍性的原理出发，来推论对个别事物的认识并导出新的结论。结论是否正确，取决于临床资料的真实性。演绎推理所推导出的临床初步诊断常常是不全面的，因此有其局限性。

（2）**归纳推理**：这是从个别和特殊的临床表现导出一般性或普遍性结论的推理方法。医生所搜集的每个诊断依据都是个别的，根据这些诊断依据而提出的临床初步诊断，就是由个别上升到一般，由特殊性上升到普遍性的过程和结果。

（3）**类比推理**：这是医生认识疾病的重要方法之一。类比推理是根据两个或两个以上疾病在临床表现上有某些相同或相似，但也有不同之处，经过比较、鉴别、推论而确定其中一个疾病的推理方法。临床上常常应用鉴别诊断来认识疾病的方法就属此例。

根据所发现的诊断线索和信息去寻找更多的诊断依据：当医生获得临床资料中有价值的诊断信息后，经过较短时间的分析产生一种较为可能的临床印象，根据这一印象再进一步去分析、评价和搜索临床资料，可获取更多的有助于证实诊断的依据。

根据患者的临床表现去对照疾病的诊断标准和诊断条件：患者典型的特异的临床表现逐一与疾病诊断标准对照，这也是形成临床诊断的一种方法。

经验再现：医生在临床实践过程中积累的知识和技能称为临床经验。它在临床诊断疾病的各个环节中都起着重要作用。在临床诊断疾病的过程中，经验再现的例子很多，但应注意"同病异症"和"同症异病"的现象。经验再现只有与其他诊断疾病的临床思维方法结合起来,才能更好地避免诊断失误。

广博的医学知识、丰富的临床经验、敏锐细致的病情观察、符合逻辑的临床思维程序、灵活正确的分析评价,是正确诊断疾病必要的条件。对具体病例的诊断,也有人提出了以下的临床思维程序(图1-3-4-2)。

这一临床思维过程看似烦琐机械,但对初学者来说,经过多次反复,可以熟能生巧、得心应手、运用自如。

3. 诊断思维中应注意的问题

(1)现象与本质:现象系指患者的临床表现,本质则为疾病的病理改变。在诊断分析过程中,要求现象能反映本质,现象要与本质统一。

(2)主要与次要:患者的临床表现复杂,临床资料也较多,分析这些资料时,要分清哪些资料反映疾病的本质。反映疾病本质

| 1. 从解剖的观点 |
| • 有何结构异常? |
| 2. 从生理的观点 |
| • 有何功能改变? |
| 3. 从病理生理的观点 |
| • 提出病理变化和发病机制的可能性 |
| 4. 考虑几个致病原因 |
| 5. 考虑病情轻重 |
| 6. 提出1~2个特殊的假说 |
| 7. 检验假说的真伪 |
| • 权衡支持与不支持的症状体征 |
| 8. 鉴别诊断 |
| • 寻找特殊症状体征组合 |
| 9. 缩小诊断范围 |
| • 考虑诊断的最大可能性 |
| 10. 提出诊断 |
| • 考虑诊断的最大可能性 |
| 11. 提出治疗措施 |
| • 不断修正与调整 |

图 1-3-4-2　临床思维程序

的是主要临床资料,缺乏这些资料则临床诊断不能成立,次要资料虽然不能作为主要的诊断依据,但可为确立临床诊断提供旁证。

(3)局部与整体:局部病变可引起全身改变,因此不仅要观察局部变化,也要注意全身情况,不可"只见树木,不见森林"。

(4)典型与不典型大多数疾病的临床表现易于识别,所谓的典型与不典型是相对而言的。造成临床表现不典型的因素有:①年老体弱患者;②疾病晚期患者;③治疗的干扰;④多种疾病的干扰影响;⑤婴幼儿;⑥器官移位者;⑦医生的认识水平等。

4. 诊断思维的基本原则　在疾病诊断过程中,必须掌握以下几项诊断思维的基本原则:

(1)首先考虑常见病与多发病:在选择第一诊断时首先选择常见病、多发病。疾病的发病率可受多种因素的影响,疾病谱随不同年代、不同地区而变化。当几种诊断可能性同时存在的情况下,要首先考虑常见病的诊断,这种选择原则符合概率分布的基本原理,有其数学、逻辑学依据,在临床上可以大大减少诊断失误的机会。

(2)应考虑当地流行和发生的传染病与地方病。

(3)尽可能以一种疾病去解释多种临床表现,若患者的临床表现确实不能用一种疾病解释时,可再考虑有其他疾病的可能性。

(4)首先应考虑器质性疾病的存在:在器质性疾病与功能性疾病鉴别有困难时,首先考虑器质性疾病的诊断,以免延误治疗,甚至给患者带来不可弥补的损失。如表现为腹痛的结肠癌患者,早期诊断可手术根治,如当作功能性肠病治疗则可错失良机。有时器质性疾病可能存在一些功能性疾病的症状,甚至与功能性疾病并存,此时亦应重点考虑器质性疾

病的诊断。

（5）首先应考虑可治性疾病的诊断：当诊断有两种可能时，一种是可治且疗效好，而另一种是目前尚无有效治疗且预后甚差，此时，在诊断上应首先考虑前者。如一咯血患者，胸片显示右上肺阴影诊断不清时，应首先考虑肺结核的诊断，有利于及时处理。当然，对不可治的或预后不良的疾病亦不能忽略。这样可最大限度地减少诊断过程中的周折，减轻患者的负担和痛苦。

（6）医生必须实事求是地对待客观现象，不能仅仅根据自己的知识范围和局限的临床经验任意取舍。不应将临床现象牵强附会地纳入自己理解的框架之中，以满足不切实际的所谓诊断的要求。

（7）以患者为整体，但要抓准重点、关键的临床现象：这对急诊重症病例的诊断尤为重要。只有这样，患者才能得到及时恰当的诊疗。要避免见病不见人的现象。

5. 临床思维误区　由于各种主客观的原因，临床诊断往往与疾病本质发生偏离而造成诊断失误，表现为误诊、漏诊、病因判断错误、疾病性质判断错误以及延误诊断等。

临床上常见诊断失误的原因如下。

（1）病史资料不完整、不确切，未能反映疾病进程和动态以及个体的特征，因而难以作为诊断的依据。亦可能由于资料失实，分析取舍不当，导致误诊、漏诊。

（2）观察不细致或检查结果误差较大。临床观察和检查中遗漏关键征象，不加分析地依赖检查结果或对检查结果解释错误，都可能得出错误的结论，也是误诊的重要因素。

（3）先入为主，主观臆断，妨碍了客观而全面地搜集、分析和评价临床资料。某些个案的经验或错误的印象占据了思维的主导地位，致使判断偏离了疾病的本质。

（4）医学知识不足，缺乏临床经验。对一些病因复杂、临床罕见疾病的知识匮乏，经验不足，再未能及时有效地学习各种知识，是构成误诊的另一种常见原因。

（5）其他如病情表现不典型，诊断条件不具备以及复杂的社会原因等，均可能是导致诊断失误的因素。

医学是一种不确定的科学和什么都可能的艺术，因为任何一种疾病的临床表现都各不相同。我们从实践中积累知识、从误诊中得到教益。只要我们遵照诊断疾病的基本原则，运用正确的临床思维方法就会减少诊断失误的发生。

简言之，临床思维需要沿着下图"W-W-H"的思考逻辑，具体查、诊、治的方法在日后的专业课学习中不断扩充和完善（图1-3-4-3）。

综上所述，口腔疾病的诊疗过程需要运用丰富的医学知识、敏锐的洞察力、严密的诊疗思维和人文关怀合力完成，并非一朝一夕能够掌握，只有通过掌握采集病史、临床检查、辅助检查方法，不断按照图1-3-4-4的思路反复训练临床思维，才能成为一名合格的医者。

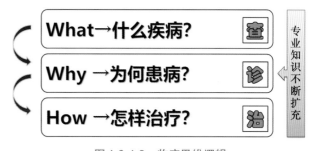

图1-3-4-3　临床思维逻辑

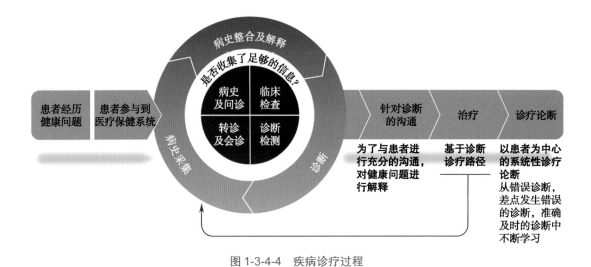

图 1-3-4-4　疾病诊疗过程

课后练习

1. 请问下列主诉不正确的描述是哪一项？（　　　）

A. 右侧上颌后牙夜间痛 3 日　　　　B. 下颌双侧后牙缺失多年，求义齿修复

C. 经常牙龈出血，求治　　　　D. 上颌龅牙 3 年，要求矫治

2. 在问诊采集病史时，围绕主诉患牙进行主要症状或体征仔细询问，称为（　　　）。

A. 主诉　　　　B. 现病史　　　　C. 既往史　　　　D. 家族史

3. 当你发现一位焦急的家长抱着哭闹的患儿进入诊室，主诉"患儿牙痛，哭闹一天，不能进食"时，你不应该做哪一项行为（　　　）。

A. 立刻让孩子上牙科椅位进行诊查

B. 首先明确孩子牙痛的部位

C. 应该尽量多询问关于牙痛的现病史、既往史和家族史，再去进行临床检查

D. 肢体语言、行为安慰患儿和家属，降低焦虑程度

4. 进行牙科探诊时，（_____）手拿探针，（_____）手拿口镜，使用探针时，需要有稳定的（_____）。牙科探针大弯端探诊牙齿的（_____）面，小弯端探诊牙齿的（_____）面。

5. 叩诊使用的检查器械是（_____）。叩诊中（_____）向叩诊用于判断根尖疾病是否存在，（_____）向叩诊用于判断牙周健康状况。叩诊患牙前，应该先叩诊（_____）牙进行对照。

6. 松动度检查使用的检查器械是（_____）。检查前牙松动度时，（_____）；检查后牙松动度时，（_____）。松动度检查时可进行三个方向晃动，分别是（_____）、（_____）、（_____）。

参考答案

1. C

2. B

3. A

4. 右,左,支点,龄面及光滑,近远中邻面

5. 平头金属手柄头,垂直,水平,对侧或邻

6. 镊子,镊子夹持前牙切缘或牙尖嵴,镊子尖合拢抵住中央窝,颊舌向,近远中向,垂直向

(郭　静　王　培　杨新杰)

总　结

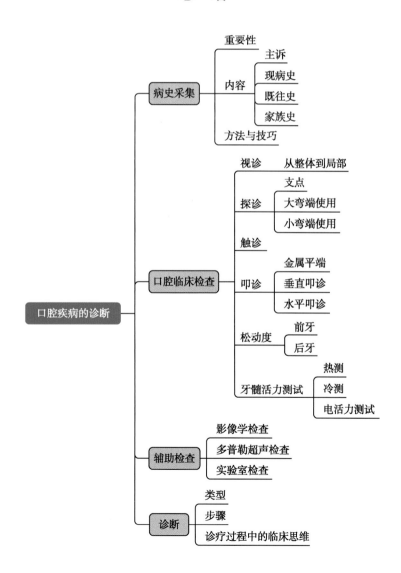

参考文献

1. 刘真. 中国传统诚信观与医患互信机制研究. 法制与社会, 2021(06): 104-105.

2. 袁园, 董绉绉. 创建医患互信机制的思考. 医院管理论坛, 2020, 37(06): 42-44.

3. 段锦绣, 叶财德, 方静, 等. 香港家庭医学医患沟通技巧及对内地全科医学发展的启示. 中国社区医师, 2020, 36(20): 188-189.

4. 付洋, 马俊玲, 綦海, 等. 双一流建设教育背景下"慕课+"教学模式改革实践——以"交流技能"课程为例. 中国医学伦理学, 2020, 33(08): 1013-1017.

5. 于淼, 鞠宝玲, 梁慧敏, 等. 浅谈医学科研思维的逻辑性. 医学与哲学(人文社会医学版), 2008, 29(11): 32-33.

6. 陈超男, 钱林学, 胡向东, 等. 彩色多普勒超声在评估口腔颌面部移植皮瓣存活中的临床应用. 中华医学超声杂志(电子版), 2021, 18(10): 975-978.

7. 郭军, 王培, 赵莉莉, 等. 颌面部间隙感染的管理(六)——彩色多普勒超声的诊断价值与应用. 实用口腔医学杂志, 2018, 34(06): 861-864.

8. 万学红, 卢雪峰. 诊断学. 9版. 北京: 人民卫生出版社, 2018.

第二篇

口腔诊疗基本技能

第一章

口腔常用设备器械

第一节　口腔基础设备器械

一、口腔综合治疗台

口腔综合治疗台又称牙科综合治疗台，是口腔临床诊疗中对口腔疾病患者实施口腔检查、诊断及治疗操作的综合性设备，由口腔综合治疗机和口腔治疗椅两大部分组成（图2-1-1-1）。

（一）口腔综合治疗机

1. 结构　口腔综合治疗机主要分为外部结构和内部结构。

（1）外部结构：地箱、附体箱、器械盘、冷光手术灯以及脚控开关。

（2）内部结构：口腔综合治疗机内部主要由气路、水路和电路三个系统组成。

2. 操作方法

（1）打开电源开关。

（2）按压操作控制面板上各种符号按钮，可对全机及各系统进行控制，包括牙科手机旋转及电动马达正反转、手术灯开关、漱口杯注水、观片灯、辅助功能键开关等。

（3）打开冷光手术灯开关，灯即亮。

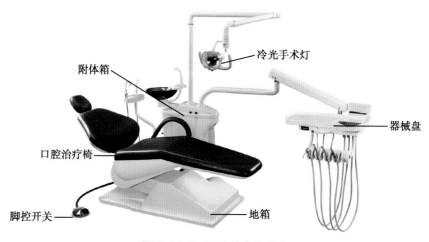

图 2-1-1-1　口腔综合治疗台

（4）拿起三用枪，分别按压水、气按钮，可获得喷水和喷气，同时按动水、气按钮，可获得雾状水。

（二）口腔治疗椅

口腔治疗椅又称牙椅，其设计符合人体工程学原理。按动力传动方式可将其分为机械传动式和液压传动式两种。

1. 结构　口腔治疗椅由底座、椅身、电动机（机械传动式）或电动液压机（液压传动式）、电子控制线路、手动及脚控椅位调整控制器、限位开关系统、椅座升降和靠背俯仰传动装置等组成。

2. 操作方法　打开开关，通过手动及脚控调整控制器来实现椅座升降和靠背俯仰。

二、口腔检查器械

口腔检查的基本器械是镊子、口镜、探针（图 2-1-1-2）。

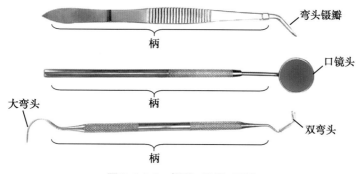

图 2-1-1-2　镊子、口镜、探针

1. 镊子　镊子由柄和两个弯头镊瓣构成。镊子的喙端细长尖锐，闭合紧密，用以夹持棉卷、药物等，也可用来检查牙齿松动度等。

2. 口镜　口镜由柄和口镜头组成，通常医生左手持口镜。口镜用以牵拉口角，拨压唇、颊、舌等软组织。镜面能够反射不能直视部位的影像,能够聚集光线增加局部照明。口镜柄可以用来叩诊。

3. 探针 探针由柄和两个工作端组成,一端为大弯(镰形),另一端为双弯(双曲弯)。探针用于检查牙体缺损的范围、深浅度及硬度;探查牙体、牙髓、皮肤及黏膜的感觉;探查窦道的方向,根分歧病变及悬突等。

三、牙科手机

牙科手机是口腔临床治疗台的重要组成部分,本节主要介绍气动手机。

(一)气动涡轮手机(高速手机)

高速手机由机头、手柄、接头组成,转速高(300 000~450 000r/min),具有切削力大、钻削形成窝洞时间短、车针转动平稳、使用方便等特点(图 2-1-1-3)。

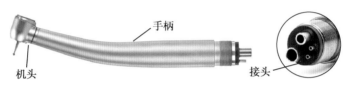

图 2-1-1-3　高速手机

(二)气动马达手机(低速手机)

低速手机由气动马达和与之相配的弯机头和直机头组成,低转速(小于 20 000r/min),具有正、反转和低速钻、切削功能(图 2-1-1-4)。

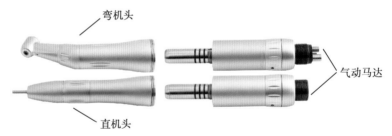

图 2-1-1-4　低速手机

第二节　牙体牙髓病科常用设备器械

一、牙体治疗器械

(一)去腐器械:挖匙(spoon excavator)

挖匙由柄和两个工作端组成,工作端为匙形,匙缘锐利,主要用于刮除腐质、炎症组织及暂时性充填物,有大、中、小型号之分(图 2-1-2-1)。

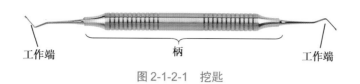

图 2-1-2-1 挖匙

（二）充填器械

1. 树脂充填器（plastic filling instrument） 树脂充填器由柄和两个工作端组成，工作端为刮铲形、圆柱状、球状，端面为光滑面，用于充填树脂（图 2-1-2-2）。

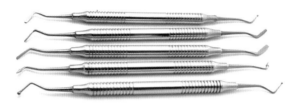

图 2-1-2-2 树脂充填器

2. 银汞充填器（amalgam condenser） 银汞充填器由柄和两个工作端组成，工作端为圆柱状，端面为光滑面或条纹网络，用于充填银汞合金（图 2-1-2-3）。

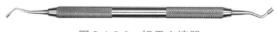

图 2-1-2-3 银汞充填器

3. 水门汀充填器（cement plugger） 由柄和两个工作端组成，工作端一端为光滑面充填器，用于充填糊膏状材料；另一端为扁平状钝刀型充填器，用于采取糊膏状充填材料，并可用于后牙邻面洞的充填（图 2-1-2-4）。

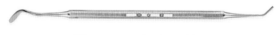

图 2-1-2-4 水门汀充填器

（三）修型器械

1. 树脂修整器（spatulas） 树脂修整器由柄和两个工作端组成，工作端呈扁平状，用于修整树脂充填体外形（图 2-1-2-5）。

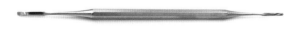

图 2-1-2-5 树脂修整器

2. 银汞光滑器（amalgam burnisher） 银汞光滑器由柄和两个工作端组成，工作端为多种形态，常为圆形或梨形，表面光滑。用于充填后的银汞合金充填体的修整，光滑表面，使充填体边缘与洞壁密合（图 2-1-2-6）。

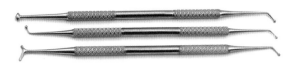

图 2-1-2-6 银汞光滑器

3. 银汞雕刻器（amalgam carver） 银汞雕刻器由柄和两个工作端组成，工作端呈卵圆形或菱形的圆盘状，用于雕刻银汞充填体外形（图 2-1-2-7）。

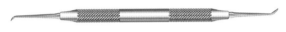

图 2-1-2-7 银汞雕刻器

（四）其他器械

1. 成形片及成形片夹（matrix band and matrix holder） 成形片是由金属或其他材料制成的薄片，用以形成临时洞壁，以利于填压充填材料以恢复牙齿外形，恢复与邻牙的接触。成形片夹的作用是固定成形片（图 2-1-2-8）。

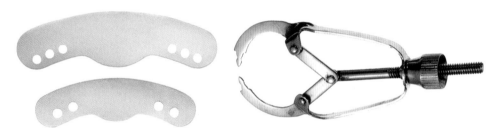

图 2-1-2-8 成形片及成形片夹

2. 楔子（wedge） 楔子为木制或树脂制品，呈三棱柱形或锥柱形，与后牙邻间隙形态相适应。配合成形片使用，使成形片与牙面贴合，有助于充填物在龈阶处的密合和成形，防止产生悬突和间隙（图 2-1-2-9）。

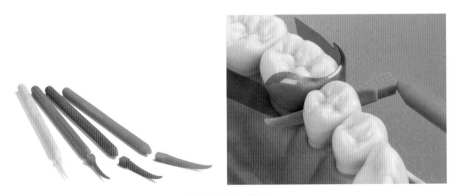

图 2-1-2-9 楔子

二、根管治疗设备器械

（一）开髓和髓腔预备器械

1. 开髓器械

（1）裂钻（fissure bur）：用于开髓的最初阶段和修整髓腔壁，去除髓腔上方的牙釉质和牙本质，形成开髓洞形（图2-1-2-10）。

（2）快机球钻（fast round bur）：顶端为球形，用于提拉去除髓腔上方的牙釉质和牙本质。常用球钻型号根据球形直径大小由小到大可分为 2#、4#、6#（图2-1-2-11）。

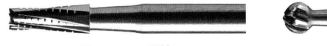

图 2-1-2-10　裂钻

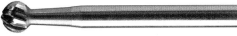

图 2-1-2-11　快机球钻

2. 髓腔预备器械

（1）慢机球钻（slow round bur）：用于辅助去除髓腔内腐质及软龋，常用球钻型号根据球形直径大小由小到大可分为 2#、4#、6#（图2-1-2-12）。

（2）长柄球钻（long neck round bur）：柄部比普通球钻长，可以深入到髓室底，在钙化的根管口处钻磨，通常用于寻找变异和重度钙化的根管口，根据球钻柄的长短有 26mm 和 34mm 两种规格（图2-1-2-13）。

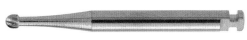

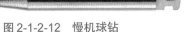

图 2-1-2-12　慢机球钻

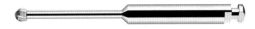

图 2-1-2-13　长柄球钻

（二）根管预备设备器械

1. 拔髓器械　倒钩髓针（barbed broach），也称拔髓针，是在细金属杆前端切削出细长的倒刺而成，具有一定的锥度，使用不同颜色表示不同的根尖直径（白 0.15mm，黄 0.20mm，红 0.25mm，蓝 0.30mm，绿 0.35mm）。主要用于拔出根管内牙髓组织或去除遗留在根管内的棉捻或纸捻（图2-1-2-14）。

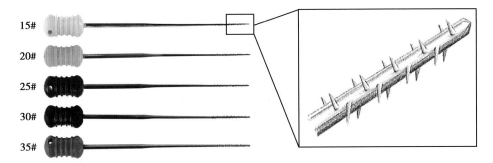

图 2-1-2-14　倒钩髓针

2. 根管切削器械 根管切削器械一般由柄部、颈部和刃部组成,用于切削牙体组织,成形根管。

(1)手用不锈钢器械

K 型器械:包括 K 型扩孔钻(K-type reamer)、K 型扩孔锉(K-type file),由钢丝压成三角锥体胚,然后扭曲成螺旋状。但 K 型扩孔钻切割刃间隔更长,每毫米的螺纹更少。可用于旋转和提拉动作切削根管壁的牙本质,使根管壁成形(图 2-1-2-15)。

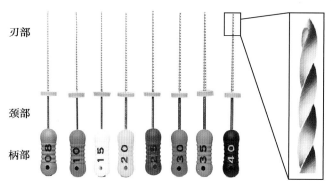

图 2-1-2-15　K 型扩孔锉

H 型器械:主要是指 H 锉(Hedstroem file),在圆形的针状原材料基础上,由微型车刀旋切而成,切削力强,可用于提拉动作切削牙本质,使根管壁光滑,适用于根管中上段较直部分的预备,抗折能力较差(图 2-1-2-16)。

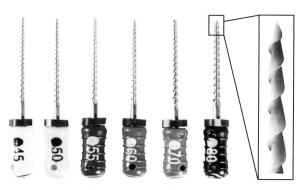

图 2-1-2-16　H 型扩孔锉

(2)机用不锈钢器械:目前临床上常用的有 GG 钻和 P 钻等。GG 钻主要用于打开根管口(图 2-1-2-17)。P 钻主要用于预备根管,以便放入根管桩。也可在根管再治疗时移除根管中的部分牙胶,为根管桩制备空间(图 2-1-2-18)。

(3)手用镍钛器械:常见的手用镍钛器械为 Protaper,镍钛器械柔韧性好,强度高,有记忆功能,抗腐蚀,切割效率比手用不锈钢器械高(图 2-1-2-19)。

(4)机用镍钛器械:常见的有 Protaper 器械、K3 器械、Mtwo 器械、TF 器械、Waveone 器械、Reciproc 器械及 HyFlex 器械等。使用机用镍钛器械预备根管可以使根管保持较好的形态,减少穿孔和台阶的产生,且切削效率高(图 2-1-2-20)。

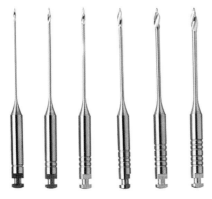

图 2-1-2-17　GG 钻

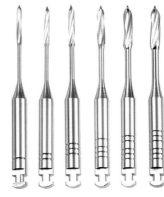

图 2-1-2-18　P 钻

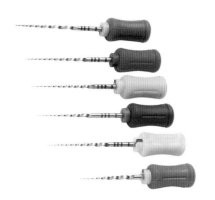

图 2-1-2-19　手用镍钛器械

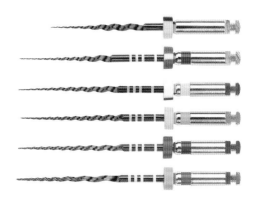

图 2-1-2-20　机用镍钛器械

3. 根管长度测量设备

（1）根尖定位仪（apex locator）：利用电学原理测量冠部达根管尖部的长度的仪器（图 2-1-2-21）。

（2）根管长度测量尺（Root canal length measuring ruler）：用于测量根管锉、牙胶尖器械或材料的工作长度。另外根管治疗专用测量尺（dental root canal measuring station measure ruler）还可以测量牙胶尖的尖端直径（图 2-1-2-22）。

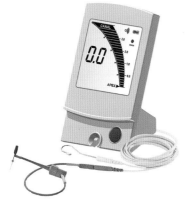

图 2-1-2-21　根尖定位仪

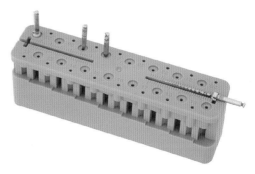

图 2-1-2-22　根管治疗专用测量尺

4. 根管清洗器械

（1）根管冲洗器（root canal irrigator）：根管预备时，推注冲洗液来清理根管。临床上常使用专用根管冲洗针头的注射器插入根管进行冲洗（图 2-1-2-23）。

（2）超声治疗仪（dental ultrasonic scaler root canal washing）：根管超声荡洗工作尖的刃部结构类似 K 锉，其根管荡洗效果好于注射器清洗法（图 2-1-2-24）。

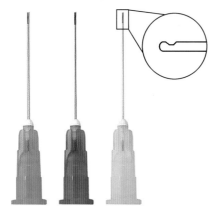 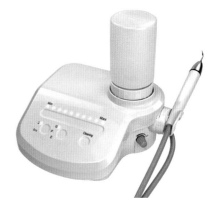

图 2-1-2-23　冲洗针头　　　　　　　　　图 2-1-2-24　超声治疗仪

（三）根管充填器械

1. 螺旋输送器（lentulo spiral root canal filler）　螺旋输送器由螺旋状钢丝工作端和柄部构成。用于放置牙胶前，将根管封闭剂导入根管中，以便最终封闭根管（图 2-1-2-25）。

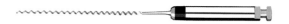

图 2-1-2-25　螺旋输送器

2. 根管充填加压器

（1）侧压针（spreader）：由工作端和柄部组成，用于在侧方加压根管充填技术中向根管的侧壁压实牙胶尖（图 2-1-2-26）。

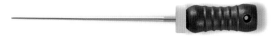

图 2-1-2-26　侧压针

（2）垂直加压器（plugger）：由工作端和柄部组成，用于在垂直加压根管充填技术中向根尖方向压紧牙胶尖（图 2-1-2-27）。

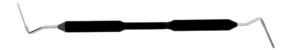

图 2-1-2-27　垂直加压器

3. 热熔牙胶充填系统（gutta percha obturation system） 由携热器和热牙胶充填器组成，是将加热后软化、熔融状态的牙胶注入根管以替代传统的冷侧方加压充填的一种仪器（图 2-1-2-28）。

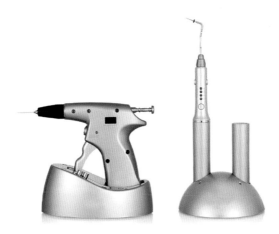

图 2-1-2-28　热熔牙胶充填系统

第三节　牙周科常用设备器械

一、牙周检查设备器械

（一）普通探针

临床常用的牙周探针顶端为钝头，顶端直径为 0.5mm，探针上有刻度。常用的牙周探针有：Williams 探针（刻度为 1~10mm）；UNC15 探针（刻度为 1~15mm），Marquis 探针（刻度为 3、6、9、12mm，并有颜色标记）；树脂探针，用于种植体探诊检查，防止对种植体表面产生划痕（图 2-1-3-1）。

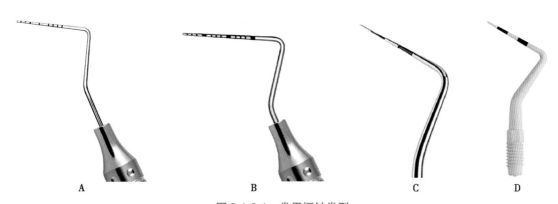

图 2-1-3-1　常用探针类型
A. William 探针　B. UNC15 探针　C. Marquis 探针　D. 树脂探针

（二）压力敏感探针（pressure sensitive probe）

压力敏感探针是通过电子装置来恒定地控制探诊的力量，牙周探诊深度的数值可直接传入计算机，能对牙周探诊深度结果进行直观和形象化的展示（图 2-1-3-2）。

重复测量普通探针的误差为 0.8mm，而压力敏感探针仅为 0.3mm。

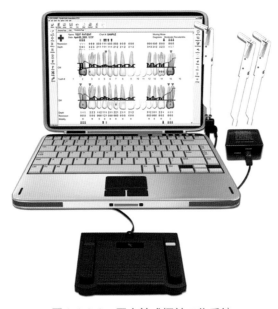

图 2-1-3-2　压力敏感探针工作系统

在牙周检查表上可以直观地反映出探诊深度的数值，探诊深度（PD≥4mm 的为红色）和根分叉病变的情况（图 2-1-3-3）。

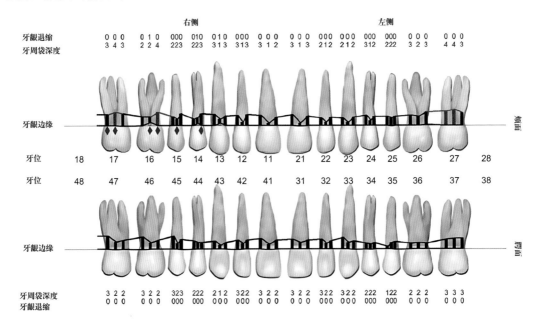

图 2-1-3-3　压力敏感探针牙周检查表

二、牙周治疗器械

（一）龈上洁治器械

洁治器（scaler）是由柄、颈和工作端组成。常用洁治器工作端的形状为镰形和锄形。

1. 镰形洁治器（sickle scalers） 工作端的断面为三角形（由面和两腰构成），有 2 个切割刃，顶端呈尖形（图 2-1-3-4）。

2. 锄形洁治器（hoe scalers） 左右成对，为线形单侧刃。多用于去除颊舌面的色素（图 2-1-3-5）。

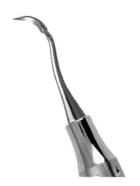

图 2-1-3-4 镰形洁治器

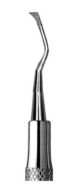

图 2-1-3-5 锄形洁治器

（二）龈下刮治器械

常用的刮治器为匙形刮治器（curette）。基本特征：工作端为匙形，工作刃位于工作端的一侧或两侧，顶端为圆形。断面为半圆形，底部呈圆滑的凸面，底部侧边与工作面相交形成工作刃。分为通用刮治器和专用刮治器。

1. 通用刮治器（universal curettes） 刮治器有 2 个工作刃均可使用，工作端只在一个方向弯曲，即从顶端至工作端起始处有弯曲，工作面与后面的颈部成 90°，即从顶端方向观看，工作面与颈部成 90°。每一个刃缘可用于多数区域的根面（图 2-1-3-6）。

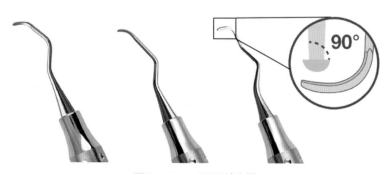

图 2-1-3-6 通用刮治器

2. 专用刮治器（area-specific curettes） 以设计师 Gracey 命名，有一套器械，最常用的是其中 4 支（5/6，7/8，11/12，13/14）（图 2-1-3-7）。

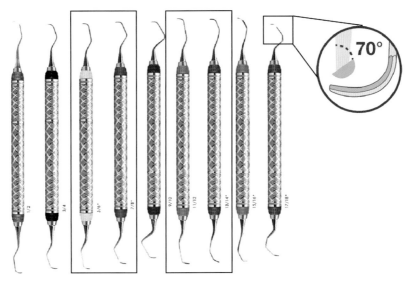

图 2-1-3-7　Gracey 刮治器

与通用刮治器比,专用刮治器有以下特点。

(1)区域专用:每支刮治器只适用于一个或数个特定的部位和牙面,Gracey5/6 号用于前牙,7/8 号用于后牙的颊面和舌面,11/12 号用于后牙近中面,13/14 号用于后牙远中面。

(2)工作面与颈部呈偏斜角度:即从顶端方向观看,工作面与颈部成 70°,这种角度使得工作端进入龈下刮治时,当颈部与牙长轴平行时,工作面即与牙面成最佳的角度,能有效地刮除牙石。

(3)工作端有两个方向弯曲:从起始部向顶部的弯曲及向一侧方的弯曲,使工作端与牙面贴合得更好。

(4)工作端只有一个刃是工作刃:虽工作端由 2 个刃组成,但只有较长的且弯曲较大的一个刃才是工作刃,即靠外侧、远离柄的一个刃是工作刃。

第四节　口腔颌面外科常用设备器械

一、拔牙手术器械

基本拔牙器械主要包括牙钳、牙挺、牙龈分离器及刮匙等。正确地选择及应用基本拔牙器械可以简化复杂牙的拔除过程。

(一)牙钳(forceps)

牙钳由钳柄(handle)、关节(joint)、钳喙(beak)构成。在所有拔牙器械中造成的创伤最小,因此牙钳是拔牙首选器械(图 2-1-4-1)。

(二)牙挺(elevator)

牙挺由刃(blade)、杆(shank)、柄(handle)三部分构成。对牢固的和无法直接夹持的患牙, 牙挺常为首选的器械(图 2-1-4-2)。

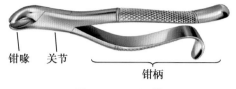

钳喙　关节　　钳柄

图 2-1-4-1　牙钳

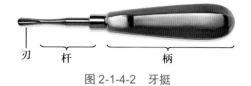

刀　杆　　　柄

图 2-1-4-2　牙挺

(三)牙龈分离器(gingival margin trimmer)
牙龈分离器由柄和两个工作端组成, 用于分离紧贴牙颈部的牙龈组织(图 2-1-4-3)。

(四)刮匙(periapical curette)
刮匙由柄和两个工作端组成, 常用的是弯刮匙, 主要作用是探查、搔刮牙槽窝(图 2-1-4-4)。

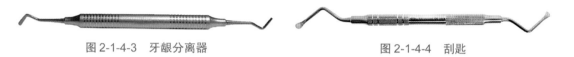

图 2-1-4-3　牙龈分离器

图 2-1-4-4　刮匙

二、其他手术器械

(一)切开软组织器械
包括手术刀片(scalpel blade)和手术刀柄(scalpel handle)

刀片常用圆刀, 刀柄常用扁刀柄。用于切开组织表面覆盖的软组织或翻瓣显露术区时需切开的黏骨膜组织(图 2-1-4-5)。

(二)分离软组织器械
骨膜剥离器(periosteal elevator)由柄和两个工作端组成, 主要作用是将黏骨膜瓣(包括牙龈组织)翻离骨组织, 还可用于牵拉和保护黏骨膜瓣及舌体组织(图 2-1-4-6)。

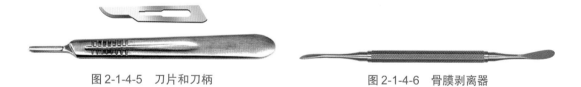

图 2-1-4-5　刀片和刀柄

图 2-1-4-6　骨膜剥离器

(三)切割及去骨器械
气动式专用切割手机(surgical handpiece)由仰角手机和接头组成, 使用及连接方法同普通牙科手机, 用于切割及去骨, 广泛使用于阻生牙拔除术等(图 2-1-4-7)。

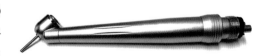

图 2-1-4-7　气动式专用切割手机

(四)软组织缝合及拆线器械
缝合及拆线器械包括持针器(needle holder)、缝合针(needles)及线剪(suture scissors)。

第五节 口腔修复科常用设备器械

一、牙体预备器械

（一）金刚砂车针（diamond bur）

种类繁多，可按金刚砂颗粒大小、头部形状、最大转速进行区分，是基牙预备、调𬌗、固定义齿调磨等最常用的车针。金刚砂颗粒从粗到细依次为绿、蓝、红、黄，不同用途的车针可有不同的头部形状（图2-1-5-1）。

（二）钨钢车针（tungsten steel bur）

与金刚砂车针相比，钨钢车针具有寿命长、切削效率高、切削后牙体表面光滑的优点。钨钢车针主要应用于基牙预备中（图2-1-5-2）。

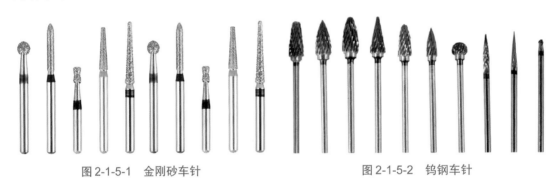

图2-1-5-1　金刚砂车针　　　　　　　　图2-1-5-2　钨钢车针

二、印模制取设备

（一）托盘（impression tray）

托盘分为体、柄两部分。托盘是盛装印模材料，在患者口腔内采集印模的工具（图2-1-5-3）。

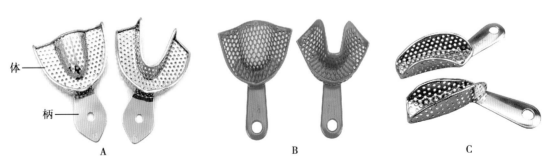

图2-1-5-3　托盘
A.金属托盘　B.树脂托盘　C.部分牙列托盘

（二）橡皮碗（rubber bowl）和调拌刀（mixing knife）

橡皮碗用于调和各类印模材料及模型石膏（图2-1-5-4）。

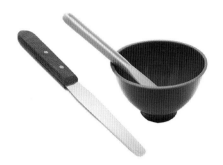

图 2-1-5-4　橡皮碗和调拌刀

三、修复体制作器械

（一）技工钳（laboratory pliers）

技工钳是制作可摘局部义齿的主要工具之一（图 2-1-5-5）。

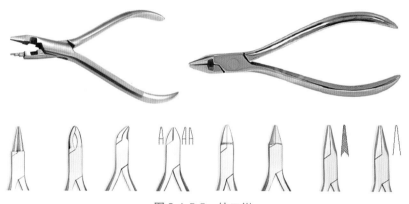

图 2-1-5-5　技工钳

（二）蜡型雕刻刀（wax carvers）

在修复体蜡型制作过程中，需要用到各种蜡型雕刻刀（图 2-1-5-6）。

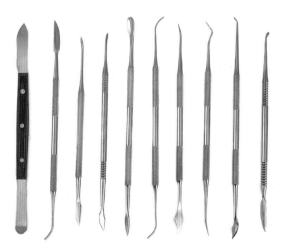

图 2-1-5-6　蜡型雕刻刀

四、修复体试戴器械

（一）磨石（dental polishing stone）

磨石用于各类修复体试戴过程中的调磨（图 2-1-5-7）。

（二）抛光磨头（dental polishing head）

抛光磨头用于修复体调磨合适后的抛光，不同材料的修复体应选用不同材质的抛光磨头（图 2-1-5-8）。

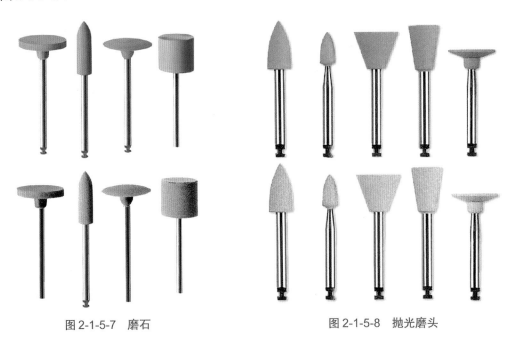

图 2-1-5-7　磨石　　　　　　　　　　图 2-1-5-8　抛光磨头

第六节　口腔正畸科常用设备器械

一、活动矫治设备器械

活动矫治器是一种可由患者自行戴上或摘下和医生自由装卸的矫治装置，摘下时完整无损，此矫治器除了附在牙冠上还需附在口腔黏膜表面上（图 2-1-6-1）。

（一）技工钳（laboratory pliers）

技工钳是制作各类活动矫治器的主要工具之一（图 2-1-5-5）。

（二）蜡型雕刻刀（wax carvers）

在活动矫治器制作过程中，需要用到各种

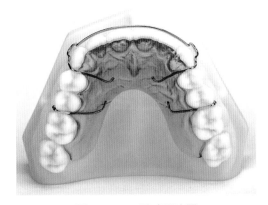

图 2-1-6-1　活动矫治器

蜡型雕刻刀（图 2-1-5-6）。

（三）压力聚合器（pressure polymerizer）

压力聚合器用于活动矫治器制作中自凝材料的凝固（图 2-1-6-2）。

（四）抛光机（polishing machine）

抛光机用于活动矫治器自凝材料的抛光（图 2-1-6-3）。

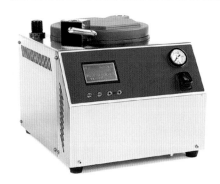

图 2-1-6-2　压力聚合器

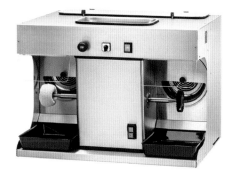

图 2-1-6-3　抛光机

二、固定矫治设备器械

固定矫治器由带环、托槽和弓丝三部分组成，托槽和带环用粘固剂粘固在固位牙上，一起支撑矫治弓丝并起传递矫治力的作用（图 2-1-6-4）。

（一）正畸钳（orthodontic pliers）

正畸钳用于弯制弓丝、切断弓丝、取下带环、取下托槽等（图 2-1-6-5）。

1. 梯形钳

用途：用于弯制方丝弓小圆曲，弓丝不得

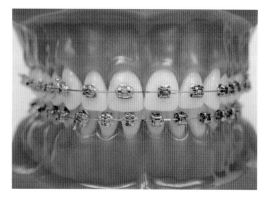

图 2-1-6-4　固定矫治器

超过 0.56mm×0.71mm。弯制规格 1.3mm、3mm、4.2mm。

2. 三喙钳

用途：用于弓丝 V 形曲的弯制，所弯弓丝的直径不超过 1mm。

3. 细丝弯制钳

用途：用于弯制各类弓丝不同弧度的精细弯曲，适用于直径小于 0.6mm 的圆丝或 0.56mm×0.71mm 以下的方丝。

4. 转矩成型钳

用途：用于弯制形成方丝弓转矩，常成对使用，弯制弓丝一般不超过 0.56mm×0.71mm。

5. 末端回弯钳

用途：主要用于弓丝特别是 Niti 丝的末端回弯。弯制 Niti 丝时无须加热，弯制丝直径可到 0.021inch（1inch≈2.54cm）。

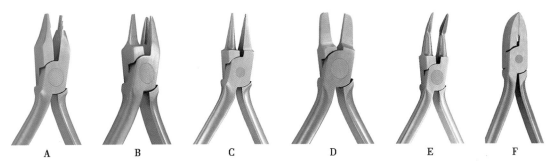

图 2-1-6-5 正畸钳

A. 梯形钳 B. 三喙钳 C. 细丝弯制钳 D. 转矩成型钳 E. 末端回弯钳 F. 弓丝切断钳

6. 弓丝切断钳

用途：用于切断硬弓丝，一般用于 0.8mm 以下的硬丝和镍钛丝。

（二）弓丝（wire）

弓丝按材质分为不锈钢丝、钛镍合金丝、含铜镍钛丝和含钼镍钛丝。

弓丝按横截面形状分为圆形弓丝和方形弓丝（图 2-1-6-6）。

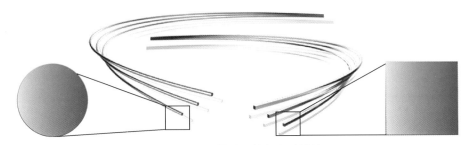

图 2-1-6-6 圆形弓丝和方形弓丝

（三）托槽（bracket）

托槽按材质分为不锈钢托槽和生物陶瓷托槽（图 2-1-6-7）。

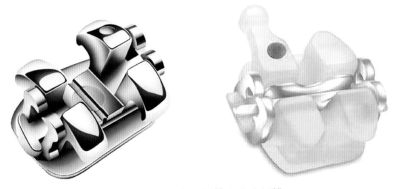

图 2-1-6-7 金属托槽和陶瓷托槽

为降低摩擦力而出现了自锁托槽（图 2-1-6-8）。

为更加美观而出现了舌侧矫治托槽（图 2-1-6-9）。

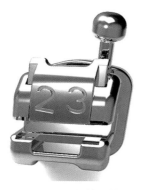

图 2-1-6-8 自锁托槽图

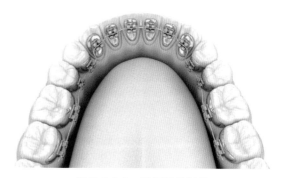

图 2-1-6-9 舌侧矫治托槽

（四）托槽镊（bracket holder forceps）

托槽镊用于夹持托槽（图 2-1-6-10）。

（五）托槽定位器（bracket locator）

托槽定位器用于定位正畸托槽（图 2-1-6-11）。

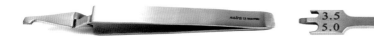

图 2-1-6-10 托槽镊 图 2-1-6-11 托槽定位器

三、隐形矫治设备器械

隐形矫治器是利用计算机辅助技术和三维制造技术生成一系列个性化的透明矫治器，与固定矫治器相比，更加美观、舒适、易于保持口腔卫生（图 2-1-6-12）。

（一）口内扫描仪（intraoral scanner）

口内扫描仪用于获取牙齿的三维数字模型，以便设计隐形矫治器治疗方案（图 2-1-6-13）。

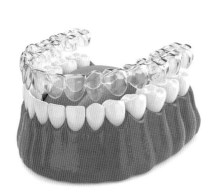

图 2-1-6-12 隐形矫治器

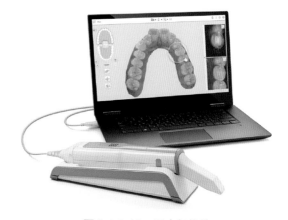

图 2-1-6-13 口内扫描仪

（二）隐形矫治设计软件系统

利用计算机软件，在牙齿 3D 模型上模拟牙齿从原始情况到最终期望效果的正畸过程根据模拟过程,设计一系列隐形矫治器(图2-1-6-14)。

(三)压膜机

压膜机用于制作隐形矫治器(图2-1-6-15)。

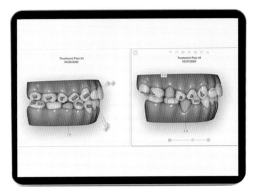

图2-1-6-14 隐形矫治设计软件系统

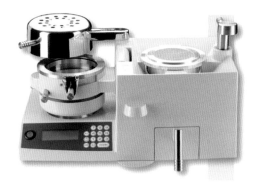

图2-1-6-15 压膜机

课后练习

1. 口腔综合治疗台由哪两大部分组成?

2. 简述K锉和H锉的区别?

3. 通用刮治器工作面与后面的颈部成(_____)?

    A. 45°   B. 60°   C. 75°   D. 90°

4. 牙钳由(_____)、(_____)、(_____)构成。

5. 与金刚砂车针相比,钨钢车针有哪些优点?

6. 与固定矫治器相比,隐形矫治器有哪些优点?

参考答案

1. 口腔综合治疗机和口腔治疗椅。

2. K锉由钢丝压成三角锥体胚,然后扭曲成螺旋状。可用于旋转和提拉动作切削根管壁的牙本质,使根管壁成形。H锉在圆形的针状原材基础上,由微型车刀旋切而成,切削力强,可用于提拉动作切削牙本质,使根管壁光滑,适用于根管中上段较直部分的预备,抗折能力较差。

3. D

4. 钳柄、关节、钳喙

5. 钨钢车针具有寿命长、切削效率高、切削后牙体表面光滑的优点。

6. 隐形矫治器更加美观、舒适、易于保持口腔卫生。

(郭晓贺 蒋文凯)

总 结

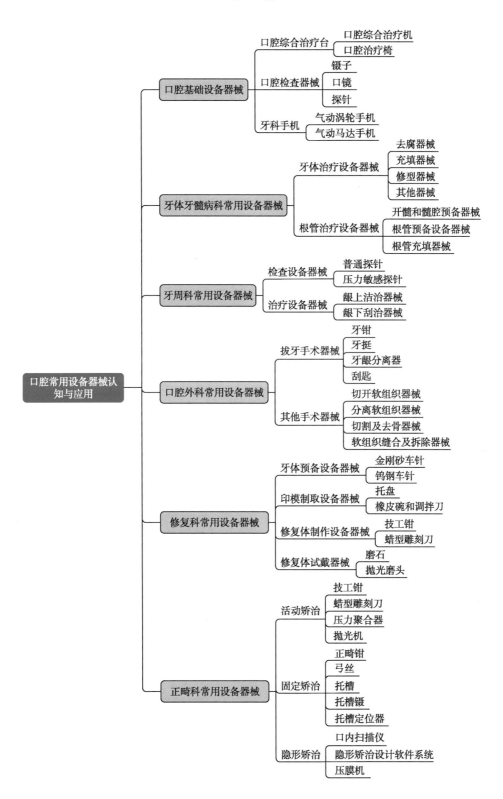

参考文献

1. 余擎. 牙科临床规范化操作图谱. 2 版. 北京：人民卫生出版社，2014.

2. 彭琳. 根管治疗图谱. 北京：人民卫生出版社，2018.

3. 闫福华. 牙周刮治基础与高级根面刮治. 8 版. 沈阳：辽宁科学技术出版社，2019.

4. 白晓峰. 口腔门诊外科手术图谱. 3 版. 沈阳：辽宁科学技术出版社，2021.

5. 赵铱民. 口腔修复学. 8 版. 北京：人民卫生出版社，2020.

6. 赵志河. 口腔正畸学. 7 版，北京：人民卫生出版社，2020.

第二章

口腔临床诊疗的规范化操作

教学目标

    1. 掌握：规范化体位标准及规范化体位调整方法；执笔式器械握持方法；口外镜像操作。

    2. 理解：口腔医生规范化体位的重要性。

    3. 了解：器械握持的种类；不同场合规范化着装要求。

关 键 词

    规范化着装（standard dressing）；喷溅治疗（splashing treatment）；工作有关肌肉骨骼疾患（work-related musculoskeletal disorders）；职业健康（occupational health）；固有感受诱导体位（proprioceptive derivation station，Pd）；镜像移动（mirror-inverted motor）；间接操作技能（indirect motor skills）；牙科支点（finger rests/fulcrums in dentistry）；口内支点（intraoral fulcrum）；口外支点（extraoral fulcrum）。

第一节　口腔临床诊疗规范化着装

    由于口腔诊疗环境中常常充斥着大量的气溶胶，口腔诊疗机构工作人员（包括医生、护士、技师、消毒人员、收费人员及保安人员等）均应对患者做好分级"标准防护"。本书主要介绍口腔临床医生的着装基本要求。

一、接诊着装

    第一，进入工作岗位前在更衣室换上洗手衣（图 2-2-1-1）和工作鞋，离开工作岗位前再换回便装，尽可能避免工作与生活之间的交叉感染。

    第二，进入工作岗位，与患者进行沟通时，须穿上长袖白大衣；与患者近距离接触时要佩戴一次性医用口罩；手需接触患者皮肤、黏膜及其他部位时须佩戴一次性手套（图 2-2-1-2）。因为儿童患者往往会对"全副武装"的口腔医

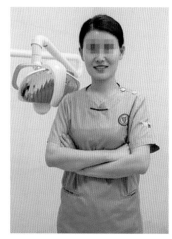

图 2-2-1-1　洗手衣

生产生心理恐惧,所以,面对儿童可以在临床经验判断安全的基础上,适当放宽防护标准(图 2-2-1-3)。

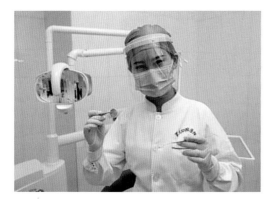

图 2-2-1-2　接诊患者时防护标准

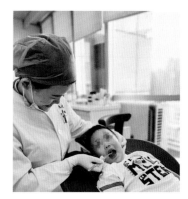

图 2-2-1-3　接诊儿童患者时视情况降级防护

二、治疗着装

当进行口腔喷溅治疗时,须采取严格的个人防护。穿白大衣,佩戴一次性医用外科口罩或 KN95 口罩、帽子和手套,佩戴面屏或护目镜。在特殊情况下须穿隔离衣或防护服,以确保医生的职业安全(图 2-2-1-4)。

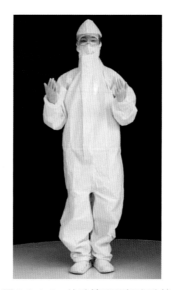

图 2-2-1-4　特殊情况下标准防护

第二节　口腔诊疗操作规范化体位

口腔医务人员特别是口腔医生通常需要在高度紧张的状态下,进行精确的临床诊疗工作,这就要求口腔医生长时间保持脊椎屈曲的强迫性体位,长此以往就会引起工作有关肌肉骨骼疾患（work-related muscular skeletal disorders，WMSDs），即工作性质要求在不当的姿势下做重复、负重或精细的操作，使得相应部位出现不适，如颈部肌肉酸痛、上肢的振动感觉和腕管综合征等。WMSDs 发病率在口腔医生等高危人群中高达 90%。严重肩颈疼痛可能会缩短口腔医务人员的执业时间（图 2-2-2-1）。

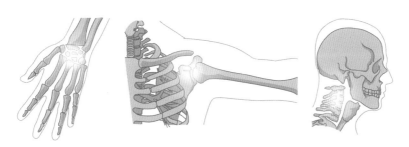

图 2-2-2-1　工作有关肌肉骨骼疾患（WMSDs）

一、规范化体位标准

国际标准操作位即固有感受诱导体位（proprioceptive derivation station，Pd）是在 1945 年由牙医 Kil Pathoric 首先提出的，但尚不规范，直到 1985 年日本研究所 Dr.Beach 提出了 Pd 完整的理论体系，并且将操作进行了严格的规范，并成立了完善的国际组织—世界 Pd 学会。2000 年 Pd 操作正式入选为我国国家级继续教育项目。那么口腔医生正确坐姿应遵守以下几点。

1."三平两直一接触"　"三平"是指坐骨结节与腓骨小头连线与地面平行，瞳孔连线及眼角耳屏线与地面平行；"两直"是指躯干长轴垂直，上臂长轴垂直；"一接触"指肘关节与肋弓接触（图 2-2-2-2）。

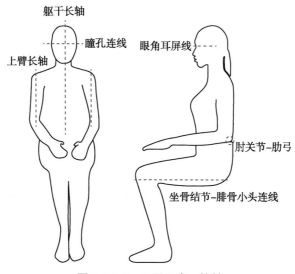

图 2-2-2-2　三平两直一接触

2. 躯干及颈椎倾斜角度 Pd 位患者平卧,医生侧面观,第一颈椎至第七颈椎椎体的连线与垂直线所形成的角度为 15°,不超过 45°;正面观第一颈椎至第七颈椎连线与躯干不超过 45°,腰椎躯干前倾不超过 20°(图 2-2-2-3)。

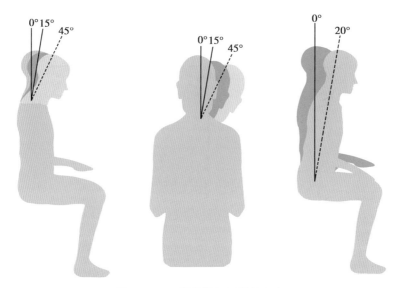

图 2-2-2-3 颈椎及躯干倾斜角度

3. 医生活动范围 在钟表 8:30—12:30 位置,助手在钟表 12:30—3:30 位置(图 2-2-2-4)。

4. 操作中心位 操作点在胸骨中心位,距离以能看清手纹为准(图 2-2-2-5)。

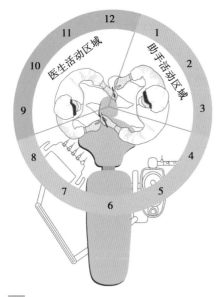

医生活动区域:8:30—12:30

助手活动区域:12:30—3:30

图 2-2-2-4 医生及助手活动范围

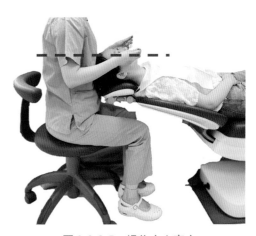

图 2-2-2-5 操作中心高度

5. 持续工作时间 当持续工作 20 分钟后须适度放松肌肉。按照下图步骤进行放松，时间约半分钟（图 2-2-2-6）。

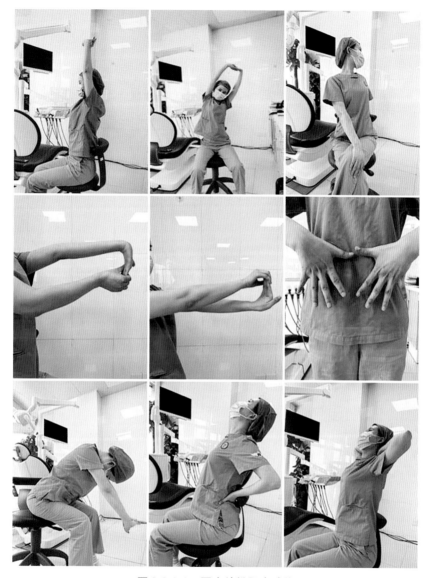

图 2-2-2-6 医生放松肌肉动作

二、规范化体位调整步骤

1. 确定口腔操作中心高度 按照"三平两直一接触"原则，根据个人坐高，调整医生坐椅高度，使其拥有平衡舒适的体位，双足平放在地面，大腿几乎与地面平行。

2. 确定患者治疗牙位 当治疗患者上颌牙齿时，患者张口时上颌𬌗平面垂直地面，当治疗下颌牙齿时，患者张口时下颌𬌗平面平行地面。根据目标牙位于上颌或下颌，利用人体工程学设计理念的口腔综合治疗椅的上下及仰角调整，确定患者的矢状位置（图 2-2-2-7）。

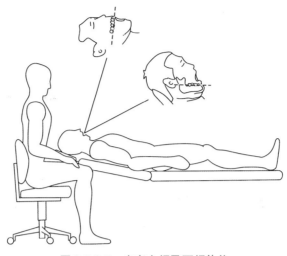

图 2-2-2-7 患者上颌及下颌体位

3. 确定患者治疗牙面 直视是 HCPs 认为最可靠的操作习惯，为了更多达到直视的效果，可适当扭转患者头部。例如：治疗患者右侧牙齿唇颊面和左侧患者舌腭面时可嘱患者头适当向左扭转，治疗患者右侧牙齿舌腭面和左侧患者唇颊面时可嘱患者头适当向右扭转（图 2-2-2-8）。口腔医生可在钟表 8：30—12：30 位置移动位。

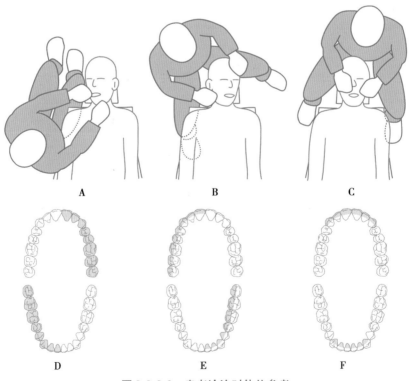

图 2-2-2-8 患者诊治时体位参考

第三节 口腔诊疗器械的规范化使用

一、器械握持

口腔诊疗器械种类繁多,依据其种类和功能不同,其握持方法也各有千秋。总体而言口腔诊疗器械的握持方法分为以下几大类。

1. 执笔法 拇指、示指和中指协同,紧握器械柄,可单独用无名指或小指和无名指共同作支点。此法运动幅度小而准确,适于精细、需要支点的工作。许多口腔器械均使用此法,如涡轮机头、充填器、探针等(图 2-2-3-1)。

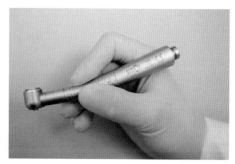

2. 掌握法 器械握于掌内,第三、四、五指紧绕柄,示指绕柄 2/3 圈,拇指延柄指向工作端,如拔牙钳、气水枪等(图 2-2-3-2)。

图 2-2-3-1 执笔法

3. 掌 - 拇指反握法 用于器械工作端低于尺骨边缘而需要用手掌握持的器械,如橡皮障钳及某些拔牙钳(图 2-2-3-3)。

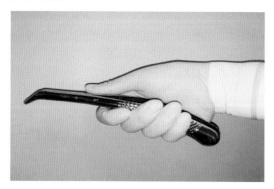

图 2-2-3-2 掌握法

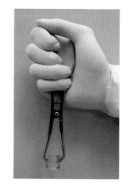

图 2-2-3-3 掌 - 拇指反握法

4. 其他握法 镊子的持法、注射器的持法、根管预备器械的拿法(图 2-2-3-4)。

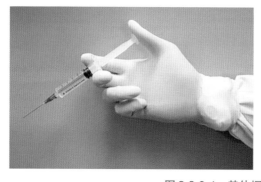

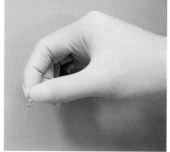

图 2-2-3-4 其他握法

二、镜像操作

1. 教学目标 在口腔临床诊疗中,医生通常需要借助口镜间接观察操作视野,即镜像操作。有研究表明非直视镜像状态下的操作技能可通过练习来达到并提高,并且这种技能一旦获得,神经生理学适应会相对恒定。熟练的镜像操作技能对预防口腔医务人员工作有关肌肉骨骼疾患具有非常重要的作用。因此本部分内容主要目标是使学员熟悉镜像操作环境,掌握镜像操作的口外练习方法。

2. 实验使用器材 改良的镜像操作训练装置,包括不锈钢遮光板、平面镜(可在同一轴面 360° 转动)、一次性高速手机、铅笔芯(直径约 1.5mm)(图 2-2-3-5),训练图案从简单到复杂、从直线到弧线(图 2-2-3-6),宽度为 2mm。

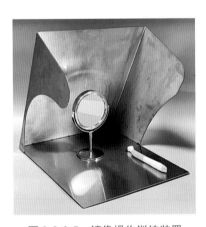

图 2-2-3-5 镜像操作训练装置

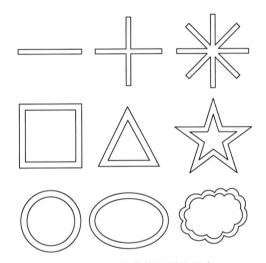

图 2-2-3-6 镜像操作训练图案

3. 方法和步骤

(1)平行镜像练习:遮光板立于学员前方桌面,作业纸置于遮光板背面,反光镜置于遮光板前方,与学员相对,按要求描绘图案。此方法主要用于训练物表与镜面呈平行关系的镜像操作(图 2-2-3-7)。

(2)成角度镜像练习:遮光板立于学员前方桌面,作业纸平放于桌面,反光镜置于遮光板前方,与学员相对,按要求描绘图案。此方法主要用于训练当物表与镜面成角度,以及涉及景深变化的镜像操作,难度较大,临床上镜像操作多属于此类(图 2-2-3-8)。

(3)训练方法:每位学员 4 张练习图案,在规定体位下练习,每次练习时间 20 分钟,间隔 5 分钟后进行下一次练习。

4. 评分要点(图 2-2-3-9)

(1)要求不能超出预定图案边框,超出即为错误,计错误位点数。

(2)计算描绘直线与预定水平或垂直直线间的角度,角度越小代表操作更加熟练。

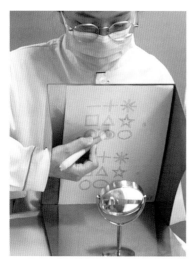

图 2-2-3-7 平行镜像训练体位

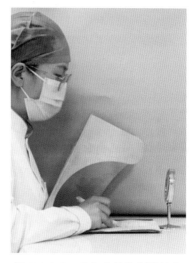

图 2-2-3-8 成角度镜像训练体位

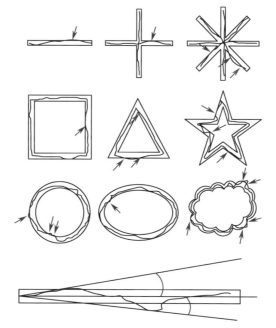

图 2-2-3-9 评分标准（图中红色箭头处为错误位点）

三、支点应用

1. 定义　支点是在口腔诊疗过程中，用以支撑术者的手指、保证术者操作稳定性的点，可以位于患者口内、口外，也可以是术者双手手指互为支撑。支点应用贯穿于口腔几乎所有诊疗中（图 2-2-3-10）。

2. 功能　支点是口腔诊疗中非常重要的一部分，对于包括检查在内的每一个治疗，如洁牙、根管治疗时，由于治疗需要耗费大量的时间，此时术者的手部需要稳定的支点来作为支撑。因此支点的功能主要有两方面，一是减轻医生在长时间牙科操作中手部肌肉的形变压力；二是稳定牙科操作，使手能够更加精准地控制器械移动，在手术过程中，精确稳定地控制提拉压力和移动距离。

3．分类　支点大致分为口内支点和口外支点，前者属于强支点，更加稳定。细致划分为以下六种支点。

（1）口内邻牙支点：口内邻牙支点是在口腔实践中最传统的支点，操作者的手指就放置在工作区域的邻牙上，牙体治疗、修复治疗、牙周治疗常使用此种支点（图2-2-3-11）。

（2）口内同颌支点：手指放在工作区同颌对侧牙位上，牙体治疗、修复治疗常使用此种支点（图2-2-3-12）。

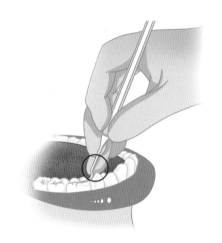

图 2-2-3-10　支点示意图

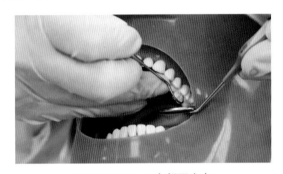

图 2-2-3-11　口内邻牙支点

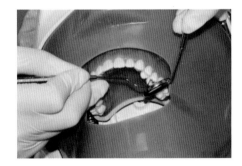

图 2-2-3-12　口内同颌支点

（3）口内对颌支点：手指放在工作区对颌牙位上，牙体治疗、修复治疗常使用此种支点（图2-2-3-13）。

（4）手指对手指支点：当进行上颌后牙舌面操作时，操作手的第四根手指可放在非操作手的示指上作为支点，牙周治疗时常使用此种支点（图2-2-3-14）。

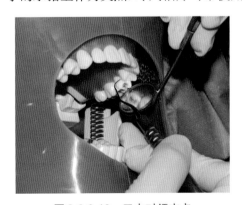

图 2-2-3-13　口内对颌支点

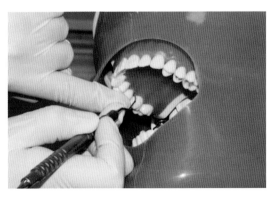

图 2-2-3-14　手指对手指支点

（5）掌心朝外口外支点：操作手的手指背面放在右侧下颌牙口外颊侧，手掌心朝外，牙周治疗时常使用此种支点（图 2-2-3-15）。

（6）掌心朝内口外支点：操作手的指腹面放在左侧下颌牙口外颊侧，手掌心朝内，牙周治疗时常使用此种支点（图 2-2-3-16）。

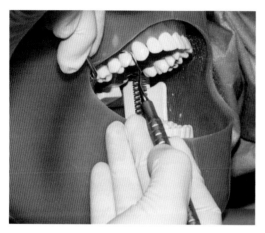 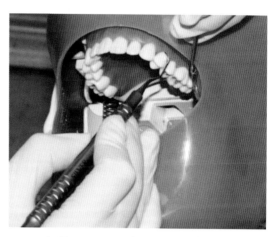

图 2-2-3-15　掌心朝外口外支点　　　　　图 2-2-3-16　掌心朝内口外支点

4. 执笔式握持法支点示范　执笔式握持法是最常见的牙科握持方法。大拇指、示指和中指握持着器械，无名指指腹尖端放置在口内邻牙支点上。支点应该牢固稳定，并在器械工作端运动时作为支轴（图 2-2-3-17）。

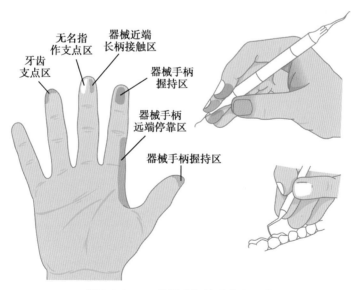

图 2-2-3-17　执笔式握持法支点示范

5. 影响因素

（1）理想的手腕的位置：手腕的位置对于支持理想的支点，降低手腕肌腱压力是非常重要的,应做到以下3点,以获得手腕的最佳位置。

①手腕应与下臂平齐。

②手掌20分钟内应该放开并放松,以降低手腕肌肉的压力。

③用拇指巧妙轻捏手柄获得牢固的抓力。

(2)治疗牙位和牙面:治疗牙位与牙面不同,支点的位置及种类也不相同,参考本节中支点的分类部分。

(3)治疗器械与操作精细程度:不同治疗器械对支点的要求也不相同,例如,高速涡轮机、牙周刮治器等精细操作并且可能造成黏膜或其他组织损伤的器械,要求必须使用强支点;而拔牙钳、橡皮障钳等更注重操作者力量的器械,则不要求使用支点。

(4)操作者手部灵巧性和力量。

(5)支点选择是否正确。

总之,在牙科操作中,医护人员在安全服务患者时,手部操作要求精益求精,这需要规范的操作姿势,同学们需不断练习,在进入临床学习和操作后,还要加强锻炼身体,加强手肘、颈椎、腰椎肌肉力量和韧性,以适应日后高强度的劳动压力。

课后练习

1. 治疗上颌后牙颊面时,患者上颌𬌗平面与地面成(_____)°,患者头向(_____)扭转。

2. 简述调整正确坐姿的步骤。

3. 支点的功能包括哪些?

参考答案

1. 90;左

2. ①确定口腔操作中心高度:按照"三平两直一接触"原则,根据个人坐高,调整医生坐椅高度,使其拥有平衡舒适的体位,双足平放在地面,大腿几乎与地面平行。

②确定患者治疗牙位:当治疗患者上颌牙齿时,患者张口时上颌𬌗平面垂直地面,当治疗下颌牙齿时,患者张口时下颌𬌗平面平行地面。

③确定患者治疗牙面:适当扭转患者头部。例如:治疗患者右侧牙齿唇颊面和左侧患者舌腭面时可嘱患者头适当向左扭转,治疗患者右侧牙齿舌腭面和左侧患者唇颊面时可嘱患者头适当向右扭转。口腔医生可在钟表8:30—12:30位置移动位。

3. 支点的功能主要有两方面,一是减轻医生在长时间牙科操作中手部肌肉的形变压力;二是稳定牙科操作,使手能够更加精准地控制器械移动,在手术过程中,精确稳定地控制提拉压力和移动距离。

(关玲霞 李诗洁 郭 静)

总 结

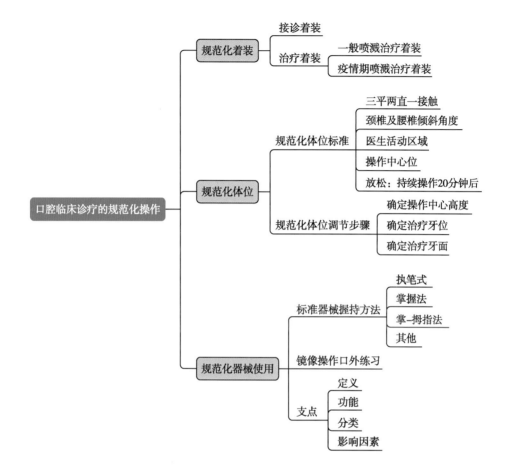

参考文献

1. BOZKURT S，DEMIRSOY N，GÜNENDI Z. Risk factors associated with work-related musculoskeletal disorders in dentistry. Clin Invest Med，2016.，39（6）：S192-S196.

2. PîRVU，C. The dentist's operating posture-ergonomic aspects. Journal of medicine and life，2014，7（2）：177-182.

3. SHEKHAWAT K. Work-related musculoskeletal pain and its self-reported impact among practicing dentists in Puducherry，India. Indian Journal of Dental Research，2020，31（3）：354.

4. 周晓慧. 口腔研究生不同操作姿势位对头颈肌肌电的影响. 临床口腔医学杂志，2018，34（01）：47-50.

5. 张雪峰，李晋蒙，姜曚. 时间因素对口腔医生骨骼肌肉疼痛的影响. 四川医学，2013，34（08）：1296-1298.

6. 余擎. 牙科临床规范化操作图谱. 北京：人民卫生出版社，2014.

7. 徐明伟. 长时间颈部前屈对颈部肌肉疲劳的影响. 工程科学学报，2019，41（11）：1493-1500.

8. COSABOOM F M E.Effects of 5 different finger rest positions on arm muscle activity during scaling by

dental hygiene students. J Dent Hyg，2008，82（4）：34.

9. MCCLURE A R. Jumpstart Mirror Trainer：A New Device for Teaching Mirror Skills to First‑Year Dental Students. Journal of dental education，2019，83（10）：1199-1204.

10. PARTIDO B B. Outcome evaluation of the Dental Health Outreach Mobile Experience（HOME）Coach Program. Journal of Dental Education，2021，85（1）：37-43.

11. 黄鹏. 镜像操作训练在口腔医学生临床实习教学中的作用探讨. 西北医学教育，2013（3）：623-626.

第三章

精细化操作训练

教学目标

1. 掌握：口腔牙列的组成、FDI系统记录法及牙齿各部位的辨识方法；正确选择并使用支点；使用高速涡轮机进行稳定的直线、弧线水平运动；使用虚拟机、仿真模型及口腔头颅模型内进行手部阻力下的三维动作，提拉动作及空间感知能力训练；镜像下及稳定支点下的手部三种精细动作训练。

2. 熟悉：各项锻炼手眼协调能力的基础训练；精细动作的重要性；口内镜像操作的影响因素；精细动作能力在口腔疾病诊疗过程中的重要性；仿真口腔教具设计原理。

3. 了解：髓腔的结构形态，髓腔的增龄性变化，根管的数目等口腔基础知识；通过Simodont虚拟仿真训练系统训练和快速涡轮机磨刻牙釉质仿真模型训练，感受阻力下稳定性磨刻手感。

关键词

乳牙列（primary dentition）；恒牙列（permanent dentition）；𬌗面（occlusal surface）；近中（mesial side）；远中（distal side）支点（fulcrum）；阻力（resistance）；稳定性训练（stability training）；精细化操作（fine motor skills）；虚拟仿真（virtual reality）；手感（handfeel）；精细动作（fine motor skills）；虚拟仿真（virtual reality simulation）；仿真教具（simulation teaching aid）；口腔头颅模型（oral cranial model）；镜像操作（mirror-inverted operation）。

第一节　牙齿及部位辨识和记录

一、牙齿辨识

（一）乳牙列（primary dentition）

人类的第一副牙列称为乳牙列，由20颗乳牙排列而成（图2-3-1-1）。从出生6个月左右开始萌出第一颗乳牙，到2岁半左右20颗乳牙萌出完毕。上、下颌各10颗，位于中线两侧，左右成对排列，上下左右4个区自中线向远中依次为2颗乳切牙（deciduous incisor）、1颗乳尖牙（deciduous canine）、2颗乳磨牙（deciduous molar）。其中乳切牙、乳尖牙统称为乳前牙（deciduous anterior teeth），乳磨牙统称为乳后牙（deciduous posterior teeth）。

（二）恒牙列（permanent dentition）

随着乳牙被恒牙替换完成后，人类的第二副牙列称为恒牙列，由 28～32 颗恒牙排列而成（图 2-3-1-2）。上下左右 4 个区自中线向远中依次为 2 颗切牙（incisor）、1 颗尖牙（canine）、2 颗前磨牙（premolar）、3 颗磨牙（molar）。其中切牙、尖牙统称为前牙（anterior teeth），前磨牙、磨牙统称为后牙（posterior teeth）。

（三）混合牙列（mixed dentition）

人类从 6 岁左右开始，乳牙逐渐脱落，恒牙逐渐萌出，直到最后一颗乳牙脱落前，牙列中同时存在乳牙与恒牙，称为混合牙列（图 2-3-1-3）。

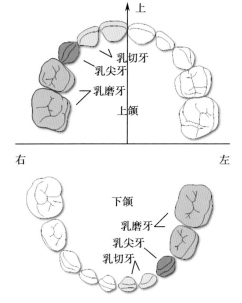

图 2-3-1-1 乳牙列

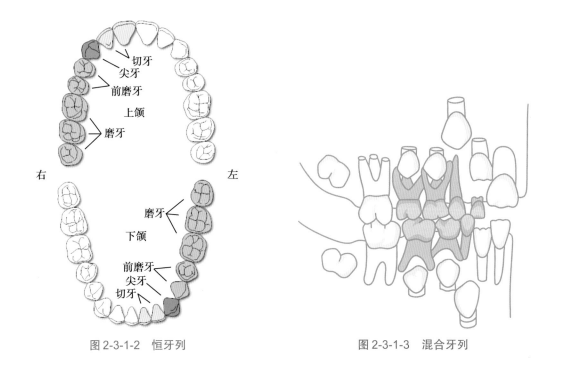

图 2-3-1-2 恒牙列

图 2-3-1-3 混合牙列

二、牙位记录方法

（一）部位记录法

1. 乳牙部位记录法 用罗马数字Ⅰ～Ⅴ表示乳中切牙至第二乳磨牙，记录如下（图 2-3-1-4）。

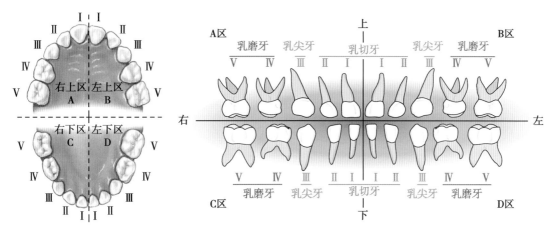

图 2-3-1-4 乳牙部位记录法

例如：V| 表示右上颌第二乳磨牙。

2. 恒牙部位记录法　用阿拉伯数字 1～8 代表中切牙至第三磨牙,记录如下(图 2-3-1-5)。

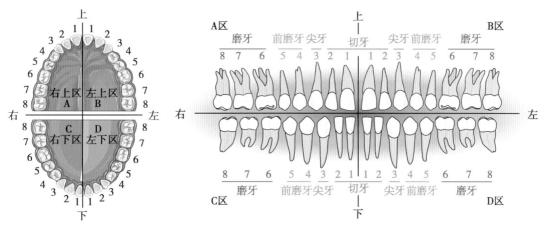

图 2-3-1-5 恒牙部位记录法

例如：6| 表示右上颌第一磨牙。

（二）Palmer 记录法(Palmer notation system)

1. 乳牙 Palmer 记录法　乳牙用英文字母 A～E 表示乳中切牙至第二乳磨牙,记录如下(图 2-3-1-6)。

例如：E| 表示右上颌第二乳磨牙。

2. 恒牙 Palmer 记录法　恒牙 Palmer 记录法与部位记录法一致(图 2-3-1-7)。

（三）通用编号系统记录法(universal notation system)

通用编号系统记录法记录牙位时,每颗牙有其固定的编号。记录时上颌牙由右向左编号,下颌牙由左向右编号。

1. 乳牙通用编号系统记录法　乳牙采用英文字母从 A～T 记录(图 2-3-1-8)。

例如：A 表示右上颌第二乳磨牙。

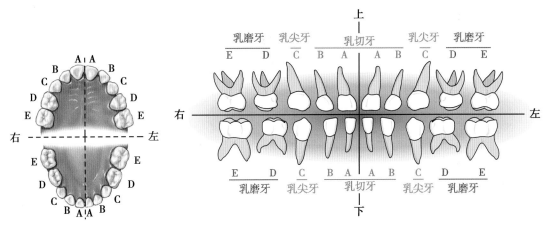

图 2-3-1-6 乳牙 Palmer 记录法

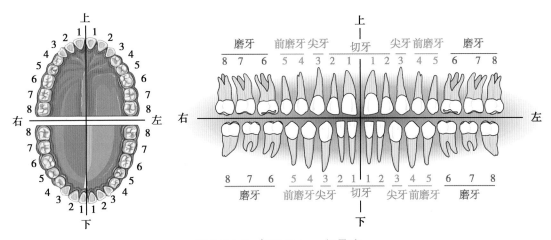

图 2-3-1-7 恒牙 Palmer 记录法

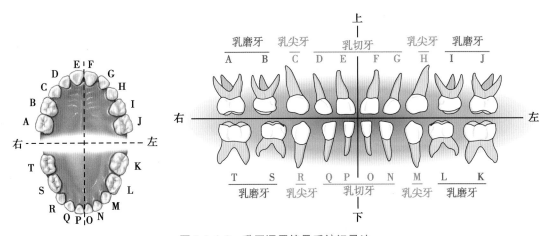

图 2-3-1-8 乳牙通用编号系统记录法

2. 恒牙通用编号系统记录法 恒牙采用阿拉伯数字从1～32记录（图2-3-1-9）。

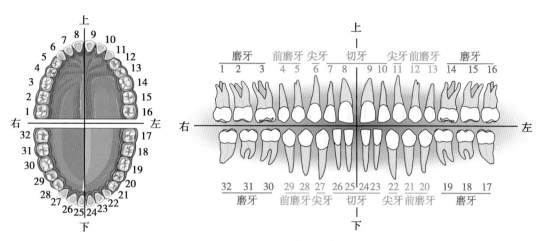

图2-3-1-9 恒牙通用编号系统记录法

例如：#3表示右上颌第一磨牙。

（四）国际牙科联合会系统记录法（FDI system）

国际牙科联合会系统记录牙位时，用两位阿拉伯数字表示。第一位数表示牙所在的区域象限以及是恒牙或乳牙，即1表示恒牙右上颌，2表示恒牙左上颌，3表示恒牙左下颌，4表示恒牙右下颌，5表示乳牙右上颌，6表示乳牙左上颌，7表示乳牙左下颌，8表示乳牙右下颌；第二位数字表示特定位置的牙。

1. 乳牙国际牙科联合会（FDI）系统记录法（图2-3-1-10）

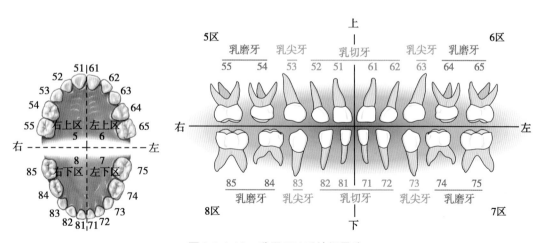

图2-3-1-10 乳牙FDI系统记录法

例如：55表示右上颌第二乳磨牙。

2. 恒牙国际牙科联合会（FDI）系统记录法（图2-3-1-11）

例如：16表示右上颌第一磨牙。

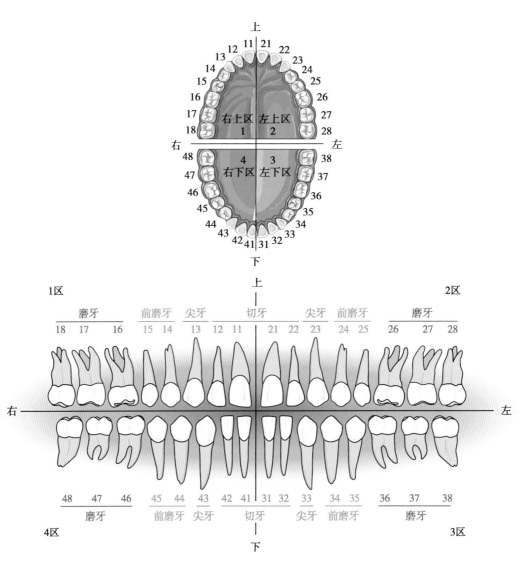

图 2-3-1-11 恒牙 FDI 系统记录法

三、部位辨识

（一）牙冠部位（图 2-3-1-12）

1. 唇（颊）侧［**labial（buccal）side**］ 牙
齿上靠近唇（颊）黏膜的一侧为唇（颊）侧。

2. 舌（腭）侧［**lingual（palatal）side**］ 牙
齿上靠近舌的一侧为舌侧，上颌牙的舌
侧也称腭侧。

3. 𬌗面（occlusal surface） 上、下
颌后牙咬合时接触的面，为咀嚼活动的
主要功能部位。

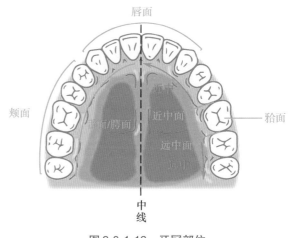

图 2-3-1-12 牙冠部位

4. 切端(incisal surface) 上、下颌前牙无殆面,其行使切咬功能的一端称为切端。

5. 近中(mesial side) 牙齿上距中线较近的一侧为近中。

6. 远中(distal side) 牙齿上距中线较远的一侧为远中。

7. 轴面(axial surface) 牙冠上与牙长轴方向大致平行的面称为轴面,一般包括唇(颊)面(labial/buccal surface)、舌面(lingual surface)、近中面(mesial surface)、远中面(distal surface),其中近、远中面合称为邻面(proximal surface)。

(二)牙根部位

1. 牙根三等分 由牙冠向根方将牙根分为 3 部分,分别为根颈 1/3、根中 1/3 和根尖 1/3 (图 2-3-1-13)。

2. 近、远中根 根据牙根所在近远中方向,将后牙的牙根分为近中根、远中根(图 2-3-1-14)。

3. 颊、腭(舌)根 根据牙根所在颊、腭(舌)侧方向,将后牙的牙根分为颊根、腭(舌)根(图 2-3-1-15)。

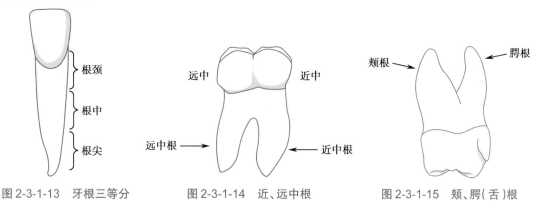

图 2-3-1-13 牙根三等分　　图 2-3-1-14 近、远中根　　图 2-3-1-15 颊、腭(舌)根

(三)牙体三等分(division into thirds)

为了描述牙体各轴面上的准确位置,将牙体各轴面在一个方向上三等分,例如唇(颊)面的冠根方向可分为切(殆)1/3、中 1/3 和颈 1/3,近远中方向可分为近中 1/3、中 1/3 和远中 1/3;邻面的冠根方向可分为切(殆)1/3、中 1/3 和颈 1/3,唇(颊)舌方向可分为唇(颊)1/3、中 1/3 和舌 1/3(图 2-3-1-16)。

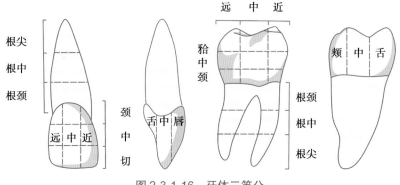

图 2-3-1-16 牙体三等分

（王毅萱　杨鸿旭　轩　昆）

第二节 口腔精细操作——阻力下稳定性手感训练

口腔医学是一门理论与实践紧密结合的临床学科,该学科对医生的动手能力要求很高,要求医生的操作必须精细化,否则就会导致不利的临床治疗效果。在临床上,由于操作范围局限,操作对象小、视野受限等因素,口腔医生在操作中如果想保持操作的精细化,必须要做到良好的手眼协调,手部操作要稳。

本节课内容分为基础训练和综合训练,通过对手部基础训练、虚拟仿真训练及仿真牙齿模型训练等手部稳定性训练方法的介绍与实践,旨在提升学生的手部操作的稳定性,为后期的实践操作打下良好的基础。

一、基础训练

(一)目的和要求

锻炼学生的手眼协调能力,提升学生手部的精细化操作技能。

(二)方法和步骤

1. 夹钢珠 在桌子上放两个盘子,一个装有 100 个钢珠,一个空盘,在 2 分钟内,从装有钢珠的盘子里用筷子把钢珠夹到另一个空盘里(图 2-3-2-1)。

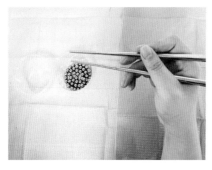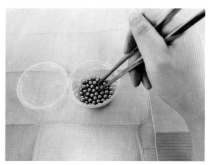
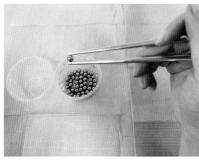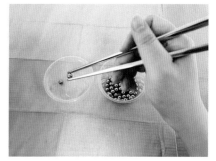

图 2-3-2-1 夹钢珠

2. 手指操、手腕操

(1)挤压球训练(grab a squeeze ball):将软球放在右掌中,在不会引起手部疼痛的前提下尽可能用力挤压,每次保持这个姿势 3～5 秒钟,然后换左手重复。每只手重复这个练习

10～12 次,这个练习可以每周做 2～3 次,每次训练之间间隔 2 天(图 2-3-2-2)。

(2)握拳训练(Make a Fist):用一只手握拳,拇指交叉放在其他手指上,保持此姿势 1 分钟,然后松开并尽可能张开所有手指。用每只手重复这个练习 3～5 次(图 2-3-2-3)。

(3)手指抬升训练(lift your fingers):手掌朝下放在桌子上。从拇指开始,轻轻地将每根手指从桌子上慢慢抬起,每个手指在抬起最高点坚持 1～2 秒钟,然后放下它们。用另一只手重复,然后每只手重复 8～10 次(图 2-3-2-4)。

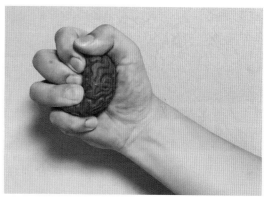

图 2-3-2-2　挤压球训练

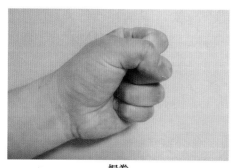

握拳

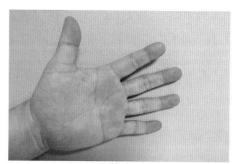

伸展

图 2-3-2-3　握拳训练

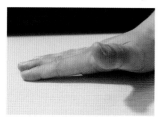

抬拇指

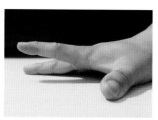

抬示指

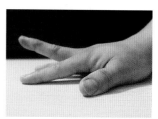

抬中指

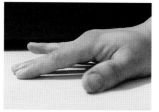

抬无名指

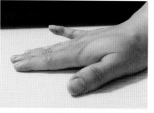

抬小指

图 2-3-2-4　手指抬升训练

(4)屈指训练(finger flexion):将手放在胸部前,手指完全伸展。接下来,仅使用手部肌肉,将示指向拇指弯曲,形成字母"O",松开后再使用拇指和中指形成"O",接下来是无名指和小指，一次一个。随着训练不断熟悉可逐渐加速。一只手重复8～10次后，再换另一只手重复训练（图2-3-2-5）。

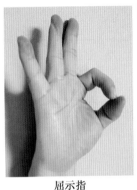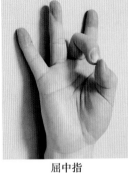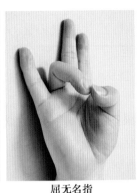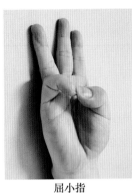

屈示指　　　屈中指　　　屈无名指　　　屈小指

图 2-3-2-5　屈指训练

（5）指尖按压训练（fingertip press）：将两只手的指尖放在一起，保持手掌张开，手指弯曲。轻轻按压手指尖，手指伸展并稍微向上推，增加更多的压力，手指会伸直。直到两手手指按在一起，手掌不接触。每天重复8～12次（图2-3-2-6）。

（6）腕部拉伸训练（stretch your wrists，图2-3-2-7）

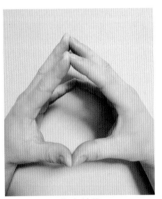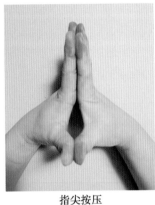

指尖并拢　　　指尖按压

图 2-3-2-6　指尖按压训练

1）屈腕训练：将右臂伸展到您面前，手掌朝向地板。弯曲手腕，将手指尖指向地板。用左手轻轻地将手腕朝向您弯曲，直到您感觉到前臂桡侧有轻度至中度的伸展。保持这个姿势至少15～30秒，切换到你的左臂，然后重复2～4次。

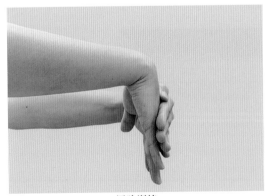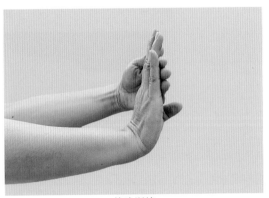

屈腕训练　　　伸腕训练

图 2-3-2-7　腕部拉伸训练

2）伸腕训练：将右臂伸展到您面前，手掌朝上。伸展手腕，将手指尖朝上，用左手轻轻地将手背朝向您弯曲，直到您感觉到前臂尺侧有轻度至中度的伸展。保持这个姿势至少15～30秒，切换到你的左臂，然后重复2～4次。

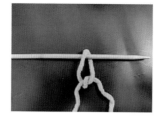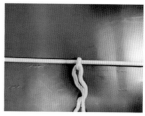

图2-3-2-8 打结

3. 织毛衣

（1）打结：在第一根签上打一个结，为防止毛线在开头处散开，注意线圈不要太大，以能插进另一根毛线签为宜（图2-3-2-8）。

（2）起针：用右手将毛线一圈圈缠在第一根签上（图2-3-2-9）。

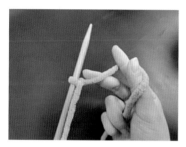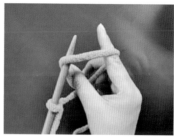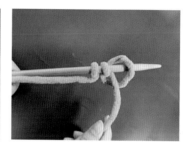

图2-3-2-9 起针

（3）开始织毛线：最常规的针法为平针，平针为一排下针一排上针，如此反复。

1）下针（图2-3-2-10）

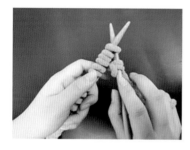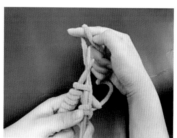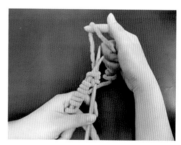

图2-3-2-10 下针

2）上针（图2-3-2-11）

3）收针：最基本的收针方式是两针退一针（图2-3-2-12）。

4. 穿针引线

（1）训练镊子的握持和使用：采用执笔式，用大拇指和示指夹住镊子，使镊子后柄位于虎口处，视需要可加上中指辅助。夹持时注意不要太用力，以避免手发抖（图2-3-2-13）（详见第二篇第二章第三节内容"口腔诊疗器械的规范化使用"）。

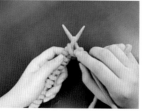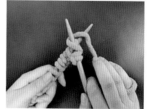

图2-3-2-11 上针

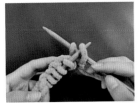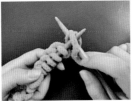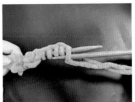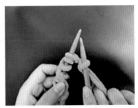

图 2-3-2-12 收针

（2）用镊子夹持缝线反复进行穿针训练：穿针时，右手持镊子以左手示指或中指无名指为支点，注意力要高度集中，手部操作要稳（图 2-3-2-14）。

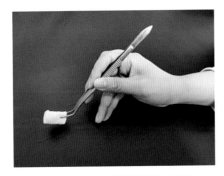

图 2-3-2-13 镊子握持和使用

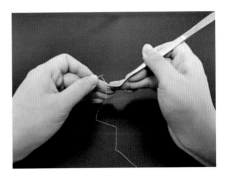

图 2-3-2-14 镊子夹持缝线穿针训练

二、综合训练

（一）UNIDRAW 虚拟仿真培训系统稳定性训练

1. 目的和要求 通过使用 UNIDRAW 虚拟仿真培训系统，使学生能够在虚拟教学环境下高逼真度地感受涡轮机磨刻牙体硬组织的力反馈，从而帮助学生进行手部灵活性和稳定性的训练，为日后临床实践奠定基础。

2. 器械材料 UNIDRAW 虚拟仿真培训系统（图 2-3-2-15）。

UNIDRAW 虚拟仿真培训系统包含口腔基础教学、手术基本功训练、手术全流程训练以及手术操作考核等内容。可模拟口腔手术的三维环境，通过高清显示器和虚拟现实眼镜进行画面输出，能给受训者带来高沉浸的视觉体验，同时通过力反馈设备进行手术器械的模拟，人机交互方式更加自然。

UNIDRAW 虚拟仿真培训系统包含教学评估模块，可实现实验操作全过程数据记录和智能化考核，利于学生及时发现操作过程中的不足，有利于自我提高和对技能的掌握。学生机配有 15 寸高清触屏显示器、左右手力反馈设备、头模型支点平台和 MR 头盔。系统课程包含基本手部灵巧度、窝洞预备、牙体预备、开髓练习和虚拟病例。系统主要通过虚拟技术和力反馈技术为操作者提供视觉模拟、音频渲染和操作手感。

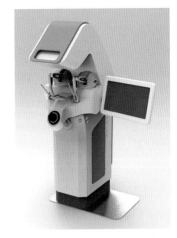

图 2-3-2-15 UNIDRAW 虚拟仿真培训系统

3. 方法与步骤

（1）课程设计：选取 UNIDRAW 系统中手术技能训练—牙体牙髓钻削基本功—练习 2 进行测试。选取钻削基本功—练习 2 要求学生按照指定形状使用虚拟高速涡轮机和虚拟口镜磨除绿色区域，系统记录有效区域去除比例、保护区域去除比例、无效区域去除比例以及操作时间等变量（图 2-3-2-16）。各色区域（如图 2-3-2-17）代表意义：① 绿色区域代表去除区域，需按要求磨除；②黄色区域为保护区域，要求尽量保留，一旦磨除会根据磨除比例进行相应的减分降级；③灰色区域为无效区域，一旦磨除，则评分为 E 级，操作无效。

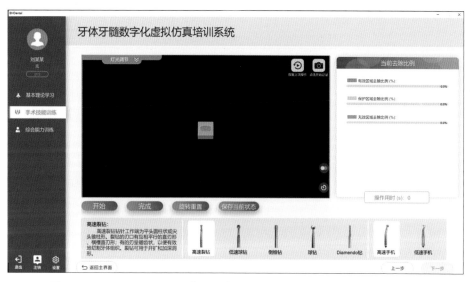

图 2-3-2-16　UNIDRAW 牙体牙髓数字化虚拟仿真培训系统结果分析面板

（2）操作流程：隧道模块操作时间为 30 分钟，可反复操作练习。学生通过使用虚拟高速涡轮机和虚拟口镜完成任务；触摸屏显示实时操作情况，同时有操作的反馈信息，包括以下变量：有效区域磨除情况、保护区域磨除情况及无效区域去除比例，以磨除比例为单位，同时记录操作时间，给出训练得分等级。

每个学生先观看视频培训教程，了解机器使用情况，同时给予 10 分钟时间进行自由练习，熟悉操作后开始进入模块练习。学生按要求完成任务后即停止操作并提交。教师系统会有对每个人每次操作的记录快照和评估结果。

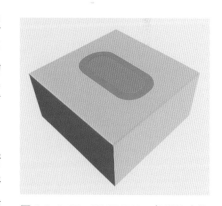

图 2-3-2-17　UNIDRAW 虚拟仿真培训系统中钻削基本功练习模块各色区域分布情况

（3）操作要点

1）调整坐姿：三平两直一接触（详见第二篇第二章第二节"口腔诊疗操作规范化体位"）。

2）标准规范器械握持姿势（详见第二篇第二章第三节"口腔诊疗器械的规范化使用"）。

3）以无名指为支点，可辅以小指和中指，为保证手臂稳定，可使用肘部夹紧肋部。

4）为减少手部应力，保证操作灵活且稳定，应合理运用腕部力量：腕部应与前臂平齐；手掌张开并放松以减轻腕部应力；可灵活使用腕部以便能够顺利磨刻不同牙面。

5）先快后慢：使用高速涡轮机和球钻，于图形中心处开始磨刻，开始磨刻时，可加力踩踏脚踏快速磨刻绿色有效区域，一旦接近黄色保护区域时，要放松脚踏，甚至可间断性踩踏脚踏以放慢速度，缓慢稳定磨刻直至黄色区域暴露，待中心的黄色区域完全暴露后再向四周扩展，手部支点一定要稳，能够控制每次球钻用力，直至洞底黄色区域能够完全暴露，尽量不损及黄色底层，洞底要修整平直。

6）侧壁修整时，磨除绿色有效区域，钻头缓慢稳定磨刻直至黄色保护区域完全暴露，尽量不损及黄色区域。

4. 评定标准 根据系统评分标准，统计学生的各项变量完成情况，并进行统计学分析。通过比较各模块和各变量得分，测试模块难度。变量包括。

（1）有效区域去除比例。

（2）保护区域去除比例。

（3）无效区域去除比例。

（二）牙科操作手感模型训练

1. 目的和要求 使用快速涡轮机在牙科操作手感训练模型上进行稳定性磨刻训练，体验真实环境下涡轮机磨刻硬组织的手感，此训练是UNIDRAW虚拟仿真培训系统的进阶训练。

2. 器械材料 牙科操作手感训练模型、高速涡轮机、高速球钻、金刚砂车针、裂钻（图2-3-2-18）。

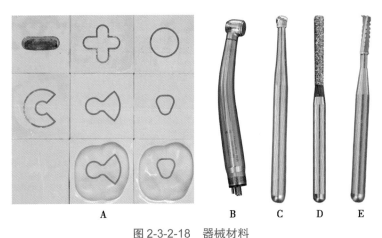

图2-3-2-18 器械材料
A. 牙科操作手感训练模型 B. 高速涡轮机 C. 球钻 D. 金刚砂车针 E. 裂钻

3. 方法与步骤

（1）模型介绍：为了让学生能够更为切实地感受在不同牙齿硬组织上磨刻的感觉，本次实训课参照牙釉质和牙本质的硬度，特制了按照不同比例混合有树脂和瓷成分的块状模具。模具表层硬度与牙釉质相接近，厚约3mm；而内层硬度与牙本质相接近，厚约3mm，上述两层结构的中间有一层厚约0.2mm的黑色涂料层，此层模拟釉牙本质界，在牙本质模拟层的内侧则有一层厚约 0.2mm 的红色涂料层,此为牙本质与牙髓分界处(图 2-3-2-19)。

(2)操作步骤:为了让学生能够从虚拟到现实条件下分别感受阻力下高速涡轮机稳定性仿真训练,继 UNIDRAW 虚拟仿真培训系统后,继续让学生使用高速涡轮机在牙科操作手感训练模型上按照规定范围磨刻隧道模块和圆形模块(图 2-3-2-20)。

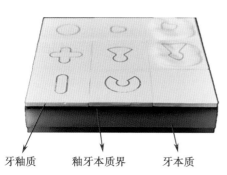

牙釉质　釉牙本质界　牙本质

图 2-3-2-19　牙科操作手感训练模型

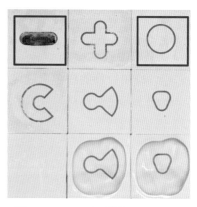

图 2-3-2-20　隧道模块、圆形模块

(3)操作要点

1)不断调整支点,保证支点稳定,完成隧道、圆形两模块。

2)先快后慢:使用高速涡轮机和球钻,开始磨刻时,球钻与模型表面垂直,于图形中心处开始磨刻,加力踩踏脚踏快速磨刻,一旦接近黑色底层时,要放松脚踏,甚至可间断性踩踏脚踏以放慢速度,缓慢稳定磨刻直至黑色涂料层暴露,于中心处再向四周扩展,手部支点一定要稳,能够控制每次球钻用力,直至洞底黑色层能够完全暴露,又不会伤及黑色底层,洞底要修整平直。

3)为了保证侧壁平直,使用裂钻或金刚砂进行修整侧壁,每钻一次应保持连贯平稳,大范围修整,中途不能停顿,最终获得平直无台阶的侧壁。

4)修整洞型的外形线以及侧壁与洞底的交界线,使其均呈连贯圆钝的曲线。

(4)评分要点

序号	模型评分指标	总分	备注	得分
1	洞底平整度	60	①洞底平整 ②黑色涂料层暴露完整 ③黑色层未磨穿 ④洞底与侧壁交界线平直 以上四条任意一条不符者,扣 10 分	
2	侧壁平直度	20	不平处 =0 计 20 分;<3 处计 15 分;3~5 处计 10 分;>5 处计 5 分	
3	洞缘曲线平缓度	20	非平缓处 =0 计 20 分;<3 处计 15 分;3~5 处计 10 分;>5 处计 5 分	
	合计	100		

三、训练效果评估方法——O'Connor镊子灵活性测试

O'Connor镊子灵活性测试系统介绍：O'Connor镊子灵活性测试系统是一种手部协调功能训练系统，操作时需要用镊子以最快速度将100根细针分别插入100个直径1/16英寸的孔中，记录完成时间。时间越短说明测试者精细化动作水平越高，此系统是评估受试者处理小件物体能力的理想工具。

（一）目的和要求

在课程训练前后分别对学生进行O'Connor镊子灵活性测试，从而测试此门课程能否有效锻炼学生的手部灵活性稳定性操作技能。

（二）器械材料

镊子、插板、细针（100支）、改良的镜像操作训练装置：包括不锈钢遮光板、平面镜（图2-3-2-21）。

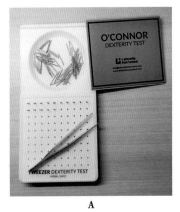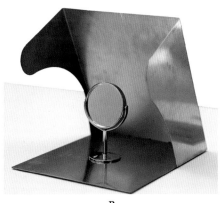

A   B

图2-3-2-21　器械材料
A.镊子、插板、细针　B.镜像装置

（三）方法与步骤

1. 直接视觉下O'Connor镊子灵活性测试　分别在实训课前和结束后，直视下使用优势手以最快速度将细针插入插板上的100个孔内，并记录操作时间（图2-3-2-22）。

2. 间接视觉下O'Connor镊子灵活性测试　分别在实训课前和结束后，镜像视野下使用优势手以最快速度将细针插入插板上的100个孔内，并记录操作时间（图2-3-2-23）。

3. 操作要点

（1）测试仪放在大约30英寸（1英寸≈2.54厘米）高的桌子上，在测试对象面前离桌子边缘约12英寸（1英寸≈2.54厘米）。

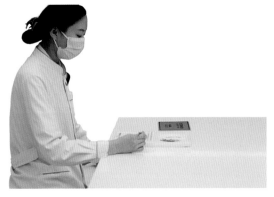

图2-3-2-22　直接视觉下O'Connor镊子灵活性测试

（2）测试对象在操作过程中要保持舒服坐姿,腰背挺直。

（3）操作时,从离测试对象最远的角落从左到右开始向离你最近的地方进行。

（4）请确定完全填满了一行后再进行下一行,不要跳过或遗漏小孔。

（5）操作过程中如果细针掉落在地,但仍然有足够数量去完成测试,请不要在测试过程中捡针。

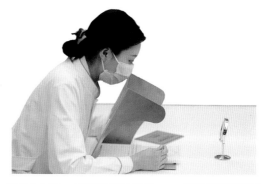

图 2-3-2-23　间接视觉下 O'Connor 镊子灵活性测试

（6）测试开始后,在把整个插板填满之前不要中途停下。

（7）操作时使用执笔式规范握持镊子,可运用腕部力量辅助镊子夹取细针,此外,可将前臂置于桌子上形成支点用于稳定手部操作。

（四）评定标准

对比学生课前和课后的 O'Connor 镊子灵活度测试时间,从而分析本次实训课能否有效锻炼学生的手部稳定性、灵活性操作以及手眼脑协调能力和空间感知能力。

（班晶浩　童　娟　伍美玲）

第三节　阻力下垂直提拉手感训练

口腔医学是一门实践性很强及操作过程极其精细的学科,在口腔治疗过程中常需要术者在有限的工作空间和可见度的情况下制备小尺度的几何形状（如窝洞制备等）,对精细程度要求尤为苛刻,手部即使有轻微的偏差,也可能造成治疗效果不够理想。因此对手部的灵活性、精准性、稳定性要求十分严格。口腔医学生锻炼手部技能,在空间感知、双手协调、知觉学习和精细的运动技能等方面都有不容忽视的意义。口腔医学生如果从本科阶段就注重上述能力的培养,加强手部技能的训练,便可在大量的学习与练习中积累丰富的手部操作经验,提升学生的临床前技能水平,为未来的临床工作做准备。

近年来,随着虚拟现实技术的发展,数字化虚拟仿真模拟机可以使学生在实际操作中灵敏地感知外界反馈,并精确作用于患者,有利于提升临床操作能力与细致程度。本节课程通过虚拟机、自制模型及口腔头颅模型内直接视力及间接视力下逐步进阶进行手部精细动作训练及手眼脚协调训练。

一、虚拟机训练

（一）目的和要求

1. 掌握虚拟机上涡轮机的使用和支点的运用,为在口外模型上及头颅模型内操作奠定基础。

2. 掌握数字化虚拟仿真机上模拟去龋的方法,提高学生的手部垂直向精细运动能力、空间感知能力及手眼脚协调能力。

（二）器械材料

搭载数字化虚拟仿真牙医培训系统及触觉技术的数字化虚拟仿真机。

（三）方法与步骤

1. 虚拟机准备 调整好座椅和虚拟机高度（图2-3-3-1）。

在虚拟机上找到模拟去龋图标，点击进入（图2-3-3-2）。

在病情介绍中了解龋病范围（图2-3-3-3）。

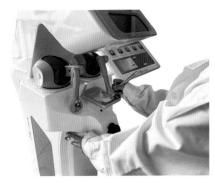 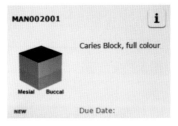 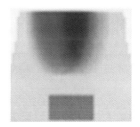

图2-3-3-1 调节高度　　图2-3-3-2 数字化虚拟仿真机模　　图2-3-3-3 龋病范围
　　　　　　　　　　　　拟去龋模块

调整旋钮居中模块并正确握持器械（以执笔式握持机头，以持钻手的无名指作支点）
（图2-3-3-4）。

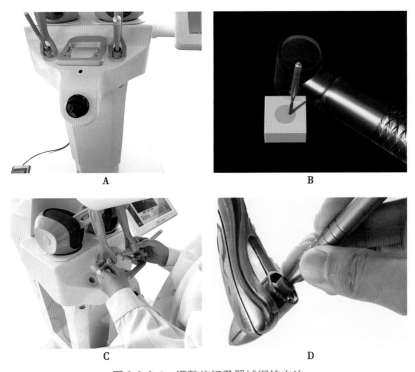

图2-3-3-4 调整旋钮及器械握持方法
A. 调整旋钮　B. 居中模块　C. 正确握持器械　D. 执笔式握持机头

2. 体位 学生位于虚拟机正前方,右脚底平放于地面,左脚轻轻放置于虚拟机脚踏板上,双肩与地面平行,脊柱挺直与地面垂直,头略前倾,颈椎与脊柱成 0°～20°;肘部自然下垂,戴 3D 眼镜,观察虚拟机内下颌第一磨牙,上臂轻微张开,与脊柱成 0°～25°;前臂与地面成 0°～10°(图 2-3-3-5)。

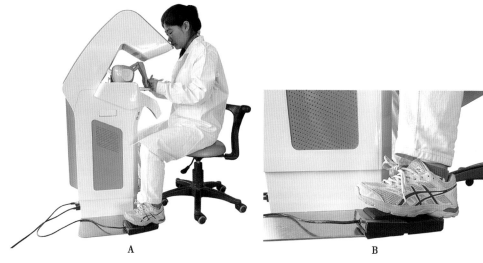

图 2-3-3-5 体位
A. 正确的坐姿 B. 脚踏

3. 模拟去龋 使用高速手机去除牙釉质,低速手机去除窝洞内深层的龋,注意勿磨切过深,伤及牙髓(图 2-3-3-6)。

(1)使用快机球钻磨除牙釉质,使用慢机球钻磨除龋。

(2)黄色部分为健康牙本质,棕色部分为龋,要求磨除龋,但需最大化保留健康牙釉质及牙本质。

(3)使用左脚间断性踩踏,慢踩慢松,中间保持稳定,确保涡轮机转速平稳。

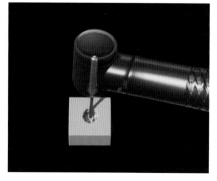

图 2-3-3-6 模拟去龋

(4)用带有喷水冷却的涡轮球钻在模块中央钻入,先制备出一个龋坏上方的圆形牙本质深洞。

(5)在钻磨过程中感受垂直向的手部阻力特点,当车针突破牙体组织到达龋齿部位时,此时磨切阻力消失,可感受到落空感,使用低速球钻从下向上短距离垂直提拉去龋。

(6)钻针方向始终要与牙长轴平行。

(四)易出现的问题及注意事项

1. 窝洞洞型过大或过小,无法去净龋坏组织。

2. 用探针小弯端四壁探查,仍有可钩挂住探针尖之处。

3. 牙体组织过度破坏,去除健康牙体组织过多。

二、仿真模型训练

（一）目的和要求

1. 理解精细动作能力在口腔临床工作中的重要性及意义。

2. 了解精细动作自制教具设计的目的及使用方法。

3. 掌握高速涡轮手机的使用方法及支点的运用。

4. 掌握对照标准教具在描红教具上进行上颌磨牙模拟开放髓腔的方法，达到训练学生手部水平向及垂直向精细动作及空间感知能力的目的。

（二）器械材料（图 2-3-3-7）

（三）方法与步骤

1. 体位 学生坐于桌前，右脚底平放于地面，左脚轻轻放置于仿头颅模型脚踏板上，双肩与地面平行，脊柱挺直与地面垂直，头略前倾，颈椎与脊柱成 0°～20°；肘部置于桌面上，上臂轻微张开，左手握持自制模型，右手执笔式握持高速涡轮机。

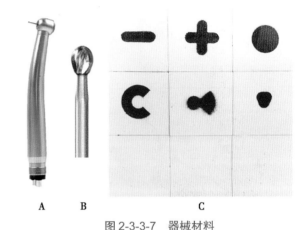

图 2-3-3-7 器械材料
A. 高速涡轮手机 B. 球钻 C. 精细动作自制模型教具

2. 教具简介 此模型上层九宫格内设计不同形态，使用的材料为新型仿牙釉质材料和仿牙本质复合材料相结合，模拟牙齿不同部分的特性。共四层，第一层为模拟牙釉质层，第二层为模拟牙本质层，第三层为模拟牙髓腔结构，第四层设计为透明层，模拟髓室底。通过从底部透明层观察模拟开髓情况。通过模拟开髓，训练学生手部的稳定性、逐步磨切牙体组织的感觉以及手部水平向的精细运动，包括横向、纵向、斜向及弯曲向的运动，有助于学员为未来的临床工作奠定基础（图 2-3-3-8）。

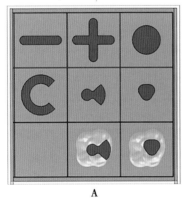
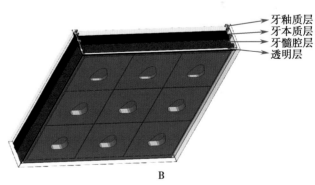

牙釉质层
牙本质层
牙髓腔层
透明层

图 2-3-3-8 教具
A. 模型正面观 B. 模型侧面观

3. 模拟开髓 上颌磨牙的标准洞形为底在颊侧,顶在腭侧的钝圆三角形,在有圆三角形描红图案模块(图 2-3-3-7 红色框内图案为本节课操作内容)上,磨切描红部分材料进行模拟开放髓腔训练(图 2-3-3-9)。

以持钻手的无名指作支点,放在模型边缘,钻磨时采用点磨的方式,钻针方向始终要垂直,在此过程中,感知牙釉质材料及牙本质材料磨切感受的不同,感受垂直向的手部阻力特点(图 2-3-3-10)。

使用左脚间断性踩踏,慢踩慢松,中间保持稳定,观察涡轮机转速平稳后,用带有喷水冷却的涡轮球钻在磨牙面中央窝钻入,并从髓室顶中央穿入,此时磨切阻力消失,会有明显的落空感(图 2-3-3-11)。

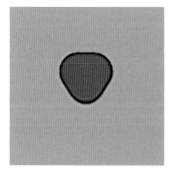
图 2-3-3-9 上颌第一磨牙开髓洞型

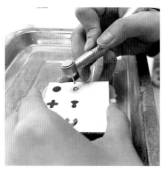
图 2-3-3-10 模型的握持

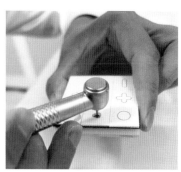
图 2-3-3-11 模拟开髓

用球钻向上向外扩展提拉去除髓室顶,同时逐渐向颊舌扩展形成一个偏近中的颊舌径较长的钝圆三角形的深洞,不能向根尖方向施压钻磨。随时调整钻针的进入方向,保持与牙长轴的平行,以防止形成台阶甚至侧穿(图 2-3-3-12)。

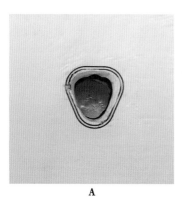

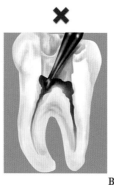

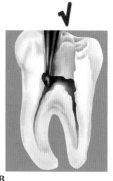

图 2-3-3-12 开髓洞型及提拉方向
A. 开髓洞型 B. 沿牙长轴方向提拉揭髓室顶

严格控制进钻的深度,可将进入洞内的钻针深度标记后,将带钻机头放到模型外侧进行比试,以评估已到达的深度(图 2-3-3-13)。

若已钻磨到预计的髓室底深度时,却仍未有明显的穿通

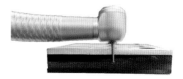
图 2-3-3-13 标记钻针深度

髓腔的迹象,应从模型底部透明层及时检查、调整钻针的角度、方向和穿髓的部位,否则会偏离髓腔方向(图2-3-3-14)。

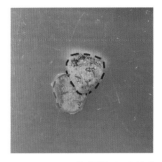

图 2-3-3-14　红色圈偏离髓腔方向

（四）易出现的问题及注意事项

1. 手部三维精细动作欠佳,入口洞形欠佳;洞口过大或过小。

2. 髓室顶未揭净,髓腔暴露不充分。用探针小弯端四壁探查,仍有可钩挂住探针尖之处。

3. 髓室壁磨除过多,形成凹陷,髓室呈啤酒桶形状,或出现台阶、穿孔。

三、训练效果评估方法（形态学评估）

（一）虚拟机评分

序号	评分内容	系统分值(%)	满分	得分
1	牙髓组织磨除量		(=0%)2分	
2	健康牙本质磨除量		(<1.4%)2分	
3	龋磨除量		(>60%)2分	
4	牙釉质磨除量		(<5.2%)2分	
5	釉牙本质界龋磨除量		(大于60%)2分	
	合计		10分	

（二）仿真模型模拟开髓评分

序号	评分内容	满分	得分
1	能够揭全髓室顶	1分	
2	髓室底及侧壁完好,无穿通	1分	
3	能够顺利在阻力下完成垂直向上下提拉动作训练	1分	
4	能感受到落空感	1分	
5	开髓洞型合适(洞缘保留线小于0.5mm,留红色曲线=2分,无红色边缘=1)	3分	
6	外形光滑	3分	
	合计	10分	

（童 娟　刘晓东　袁丽仙）

第四节　口腔头颅模型内镜像操作训练

有研究表明非直视镜像状态下的操作技能可通过练习来达到并提高的,并且这种技能一旦获得,神经生理学适应会相对恒定。且随着练习次数增加,镜像下的操作错误率越小,镜像操作装置能够有效提高学员口外镜像操作技能,并且单次训练即可看到明显效果。本节课程通过头颅模型内镜像操作训练学员的口内镜像操作技能。

一、镜像下模拟根管探查

（一）目的和要求

掌握患者正常体位状态下在口腔头颅模型内，镜像操作下上颌磨牙模拟根管探查的方法，训练镜像下的手部空间感知能力。

（二）器械材料

口腔头颅模型、上颌第一磨牙树脂牙模拟根管、口镜、K锉（图2-3-4-1）。

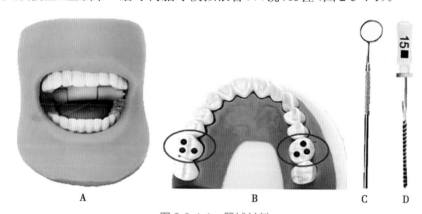

图 2-3-4-1　器械材料

A．口腔头颅模型及下颌第一磨牙树脂牙　B．模拟根管　C．口镜　D．K锉

（三）方法与步骤

1. 正确的体位及坐姿。

2. 灯光调节　治疗前做好灯光调节，保证光线充足和良好的视野。调整灯光至口镜上，通过口镜反射光线看清楚需要操作的牙面（图2-3-4-2）。

3. 左手持口镜，操作双侧上颌后牙区𬌗面时，口镜应放置于目标牙3点钟至9点钟方向之间（图2-3-4-3）。

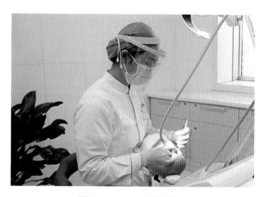

图 2-3-4-2　医患体位

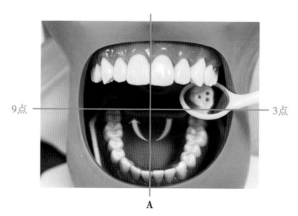

9点　3点

A

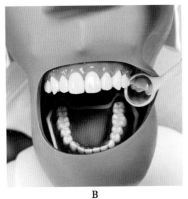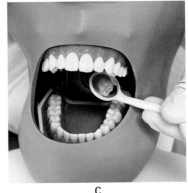

B   C

图 2-3-4-3　口镜的放置位置

A. 口镜观察𬌗面时放置在 3 点到 9 点位置　B. 颊面　C. 腭面

4. 调节灯光,光线照射进入口镜,在口镜中可清晰观察到模拟根管口。

5. 镜像操作下,定位根管口,手持 15#K 锉,向根管深处探入,<90°轻轻捻转进入探查根管(图 2-3-4-4)。

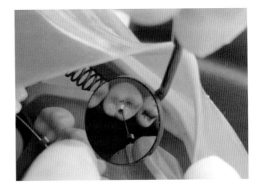

6. 在探查过程中,感知根管的形态,长度,空间大小及卡抱感情况。

7. 反复感受 5~10 次。

8. 此练习训练学生镜像操作下手部垂直向精细动作及空间感知能力。

（四）易出现的问题及注意事项

学生体位及仿头模体位不正确或口镜放置位置不合适,无法在镜像操作下观察到模拟根管口。

图 2-3-4-4　镜像操作下根管探查

二、镜像下模拟根管拭干

（一）目的和要求

掌握患者正常体位状态下在口腔头颅模型内,镜像操作下上颌磨牙模拟根管拭干的方法,训练学生镜像操作下垂直向手部精细动作能力及手眼协调能力。

（二）器械材料

口腔头颅模型、上颌第一磨牙树脂牙模拟根管、口镜、镊子、纸尖、颜料(图 2-3-4-5)。

（三）方法与步骤(图 2-3-4-6)

1. 左手持口镜,放置于上颌第一磨牙 3 点钟到 9 点钟位置。

2. 调节灯光,光线照射进入口镜,在口镜中可清晰观察到模拟根管口。

3. 右手使用镊子夹持纸尖,夹持位置位于纸尖末端 1/3 处,镊子尖端与纸尖约 45°。

4. 蘸取少许颜料以无名指作支点,放在邻近牙上,将纸尖沿上颌第一磨牙牙长轴方向,逐步放入模拟根管内。

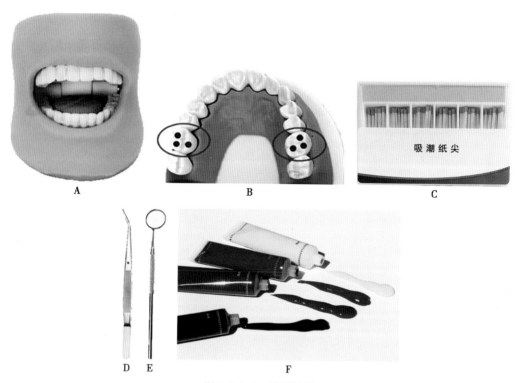

图 2-3-4-5　器械材料

A. 口腔头颅模型及下颌第一磨牙树脂牙　B. 模拟根管　C. 纸尖　D. 镊子　E. 口镜　F. 颜料

5. 将纸尖从根管内取出，颜料不会沾到根管口及根管上 1/2 段侧壁。

6. 反复感受 5～10 次。

7. 训练学生镜像操作下的垂直向手部精细动作能力。

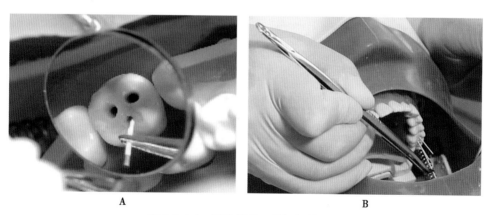

图 2-3-4-6　镜像操作下模拟根管拭干

A. 镜像操作下　B. 根管拭干

（四）易出现的问题及注意事项

1. 使用镊子夹持纸尖时，因夹持力量或角度错误，导致无法顺利夹持。

2. 手眼协调能力欠佳，无法用镊子夹持纸尖将其在模拟根管内放入或取出，将颜料沾于根管口或根管上段 1/2 处。

三、镜像下模拟洞型磨刻

（一）目的和要求

掌握患者正常体位状态下在口腔头颅模型内，镜像操作下上颌磨牙模拟开髓洞型磨刻的方法，训练学生镜像操作下的手部稳定性。

（二）器械材料

口腔头颅模型、上颌第一磨牙雕刻模拟洞型的树脂牙、高速涡轮手机、金刚砂车针、口镜（图 2-3-4-7）。

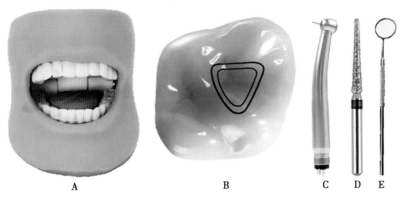

图 2-3-4-7　器械材料

A. 口腔头颅模型及下颌第一磨牙树脂牙　B. 模拟洞型　C. 高速涡轮手机　D. 金刚砂车针　E. 口镜

（三）方法与步骤（图 2-3-4-8）

1. 左手持口镜，放置于左侧上颌第一磨牙 3 点到 9 点钟位置。

2. 调节灯光，光线照射进入口镜，在口镜中可清晰观察到圆三角形环。

3. 高速涡轮机安装金刚砂车针，左脚踩脚踏开关。

4. 右手持高速涡轮机在三角形环内均匀磨切一圈，深度为 1mm 左右。

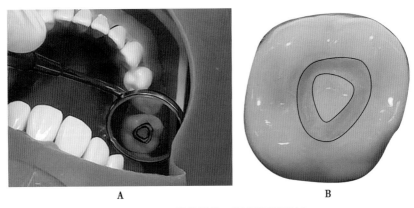

图 2-3-4-8　镜像操作下模拟洞型磨刻

A. 镜像操作下观察到圆三角形环　B. 均匀磨切时不触碰不损伤内外两线

5．尽量不要碰到三角形内外环线。根据剩余内外环线的面积评估学生镜像下的精细动作能力。

（四）易出现的问题及注意事项

1．磨切深度至少为 1mm。

2．磨切时不能触碰内外环圆三角形边线。

3．磨切轨迹需流畅、且底平壁直。

四、训练效果评估方法

训练内容	评分内容		总分	得分
镜像下根管探查	能够感知的根管形态并画出	正确	3分	
		部分正确	2分	
		错误	1分	
镜像下根管拭干	颜料沾壁情况	根管下 1/2	3分	
		根管上 1/2	2分	
		根管口外	1分	
镜像下洞型磨刻	内外环线断裂数	点数<6	1分	
		线段数少<2	1分	
		洞底洞壁平整	1分	
合计			9分	

（童 娟　汪苑苑）

课后练习

1．下面两图所示分别是乳牙列还是恒牙列？请用不同的颜色分别给不同类型的牙齿涂色、标出名称，并标出右上区、左上区、左下区和右下区。

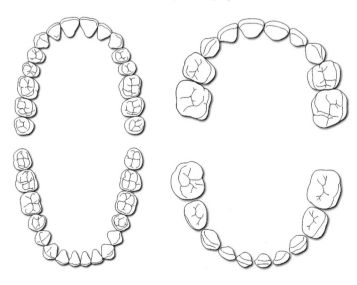

2. 请将4种牙位记录方法表示各恒牙和乳牙的结果总结于下表。

牙齿名称	部位记录法	Palmer 记录法	Universal National system	FDI system
恒牙列				
上颌				
右侧上颌第三磨牙				
右侧上颌第二磨牙				
右侧上颌第一磨牙				
右侧上颌第二前磨牙				
右侧上颌第一前磨牙				
右侧上颌尖牙				
右侧上颌侧切牙				
右侧上颌中切牙				
左侧上颌中切牙				
左侧上颌侧切牙				
左侧上颌尖牙				
左侧上颌第一前磨牙				
左侧上颌第二前磨牙				
左侧上颌第一磨牙				
左侧上颌第二磨牙				
左侧上颌第三磨牙				
下颌				
左侧下颌第三磨牙				
左侧下颌第二磨牙				
左侧下颌第一磨牙				
左侧下颌第二前磨牙				
左侧下颌第一前磨牙				
左侧下颌尖牙				
左侧下颌侧切牙				
左侧下颌中切牙				
右侧下颌中切牙				
右侧下颌侧切牙				
右侧下颌尖牙				
右侧下颌第一前磨牙				
右侧下颌第二前磨牙				
右侧下颌第一磨牙				
右侧下颌第二磨牙				
右侧下颌第三磨牙				
乳牙列				
上颌				
右侧上颌第二乳磨牙				
右侧上颌第一乳磨牙				
右侧上颌乳尖牙				

续表

牙齿名称	部位记录法	Palmer 记录法	Universal National system	FDI system
右侧上颌乳侧切牙				
右侧上颌乳中切牙				
左侧上颌乳中切牙				
左侧上颌乳侧切牙				
左侧上颌乳尖牙				
左侧上颌第一乳磨牙				
左侧上颌第二乳磨牙				
下颌				
左侧下颌第二乳磨牙				
左侧下颌第一乳磨牙				
左侧下颌乳尖牙				
左侧下颌乳侧切牙				
左侧下颌乳中切牙				
右侧下颌乳中切牙				
右侧下颌乳侧切牙				
右侧下颌乳尖牙				
右侧下颌第一乳磨牙				
右侧下颌第二乳磨牙				

3. 请判断下图所指牙齿为恒牙或乳牙。

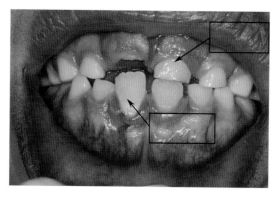

4. 请区分下图中的乳牙和恒牙，并用 FDI 系统记录法记录相应牙位。

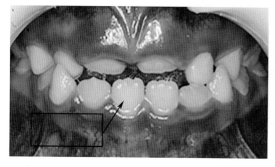 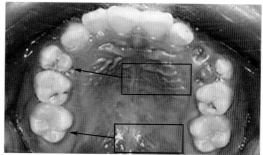

5. 请标出下图中 16 的近中面、远中面、颊面及腭面。

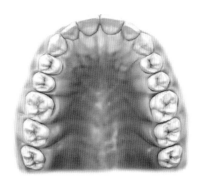

6. 请标出下图中牙齿的牙根三等分。

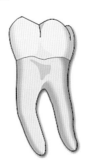

7. 请描述下图中龋坏(箭头所示)的牙位及部位。

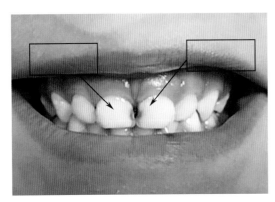 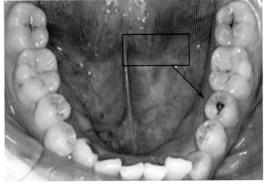

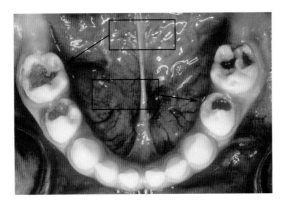

8. 牙科操作时所用支点可分为：（　　　）、（　　　）、（　　　）、（　　　）、（　　　）、（　　　）。

9. 下列牙位在操作时选用口外支点的是（　　　）
　　A. 16　　　　　B. 26　　　　　C. 36　　　　　D. 46

10. 落空感的感受为（　　　）。

11. 钻针方向始终要与（　　　）平行。

12. 操作双侧上颌后牙区牙合面时，口镜应放置于（　　　）。

13. 使用镊子夹持纸尖，夹持位置位于（　　　），镊子尖端与纸尖约（　　　）角。

参考答案

1.

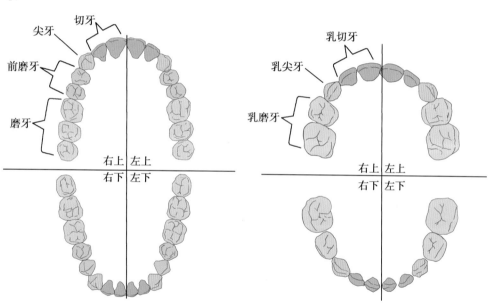

2.

牙齿名称	部位记录法	Palmer 记录法	Universal National system	FDI system
恒牙列				
上颌				
右侧上颌第三磨牙	8⎤	8⎤	1	18
右侧上颌第二磨牙	7⎤	7⎤	2	17
右侧上颌第一磨牙	6⎤	6⎤	3	16
右侧上颌第二前磨牙	5⎤	5⎤	4	15
右侧上颌第一前磨牙	4⎤	4⎤	5	14
右侧上颌尖牙	3⎤	3⎤	6	13
右侧上颌侧切牙	2⎤	2⎤	7	12
右侧上颌中切牙	1⎤	1⎤	8	11
左侧上颌中切牙	⎣1	⎣1	9	21

续表

牙齿名称	部位记录法	Palmer 记录法	Universal National system	FDI system
左侧上颌侧切牙	⌐2	⌐2	10	22
左侧上颌尖牙	⌐3	⌐3	11	23
左侧上颌第一前磨牙	⌐4	⌐4	12	24
左侧上颌第二前磨牙	⌐5	⌐5	13	25
左侧上颌第一磨牙	⌐6	⌐6	14	26
左侧上颌第二磨牙	⌐7	⌐7	15	27
左侧上颌第三磨牙	⌐8	⌐8	16	28
下颌				
左侧下颌第三磨牙	⌐8	⌐8	17	38
左侧下颌第二磨牙	⌐7	⌐7	18	37
左侧下颌第一磨牙	⌐6	⌐6	19	36
左侧下颌第二前磨牙	⌐5	⌐5	20	35
左侧下颌第一前磨牙	⌐4	⌐4	21	34
左侧下颌尖牙	⌐3	⌐3	22	33
左侧下颌侧切牙	⌐2	⌐2	23	32
左侧下颌中切牙	⌐1	⌐1	24	31
右侧下颌中切牙	1⌐	1⌐	25	41
右侧下颌侧切牙	2⌐	2⌐	26	42
右侧下颌尖牙	3⌐	3⌐	27	43
右侧下颌第一前磨牙	4⌐	4⌐	28	44
右侧下颌第二前磨牙	5⌐	5⌐	29	45
右侧下颌第一磨牙	6⌐	6⌐	30	46
右侧下颌第二磨牙	7⌐	7⌐	31	47
右侧下颌第三磨牙	8⌐	8⌐	32	48
乳牙列				
上颌				
右侧上颌第二乳磨牙	V⌐	E⌐	A	55
右侧上颌第一乳磨牙	IV⌐	D⌐	B	54
右侧上颌乳尖牙	III⌐	C⌐	C	53
右侧上颌乳侧切牙	II⌐	B⌐	D	52
右侧上颌乳中切牙	I⌐	A⌐	E	51
左侧上颌乳中切牙	⌐I	⌐A	F	61
左侧上颌乳侧切牙	⌐II	⌐B	G	62
左侧上颌乳尖牙	⌐III	⌐C	H	63
左侧上颌第一乳磨牙	⌐IV	⌐D	I	64
左侧上颌第二乳磨牙	⌐V	⌐E	J	65
下颌				
左侧下颌第二乳磨牙	⌐V	⌐E	K	75
左侧下颌第一乳磨牙	⌐IV	⌐D	L	74
左侧下颌乳尖牙	⌐III	⌐C	M	73
左侧下颌乳侧切牙	⌐II	⌐B	N	72

续表

牙齿名称	部位记录法	Palmer 记录法	Universal National system	FDI system
左侧下颌乳中切牙	⌐I	A⌐	O	71
右侧下颌乳中切牙	I⌐	⌐A	P	81
右侧下颌乳侧切牙	II⌐	⌐B	Q	82
右侧下颌乳尖牙	III⌐	⌐C	R	83
右侧下颌第一乳磨牙	IV⌐	⌐D	S	84
右侧下颌第二乳磨牙	V⌐	⌐E	T	85

3.

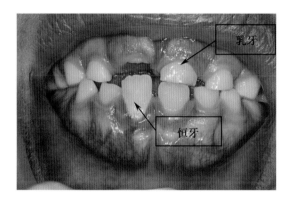

4.

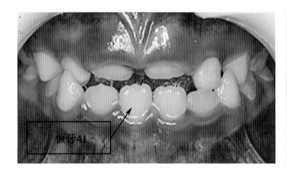
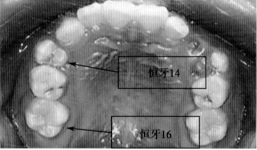

5.

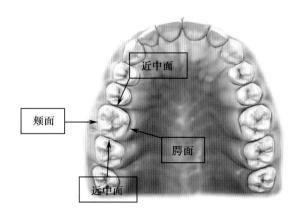

6.

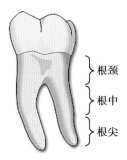

根颈
根中
根尖

7.

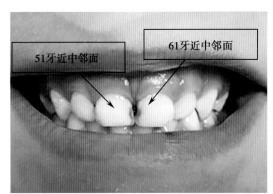

51牙近中邻面
61牙近中邻面

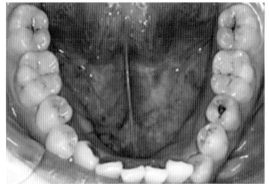

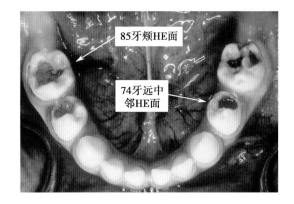

85牙颊HE面
74牙远中邻HE面

8. 口内邻牙支点、口内同颌支点、口内对颌支点、手指对手指支点、掌心朝外口外支点、掌心朝内口外支点

9. A

10. 磨切阻力消失

11. 牙体长轴

12. 目标牙3点钟至9点钟方向之间

13. 纸尖末端1/3处,45°

总 结

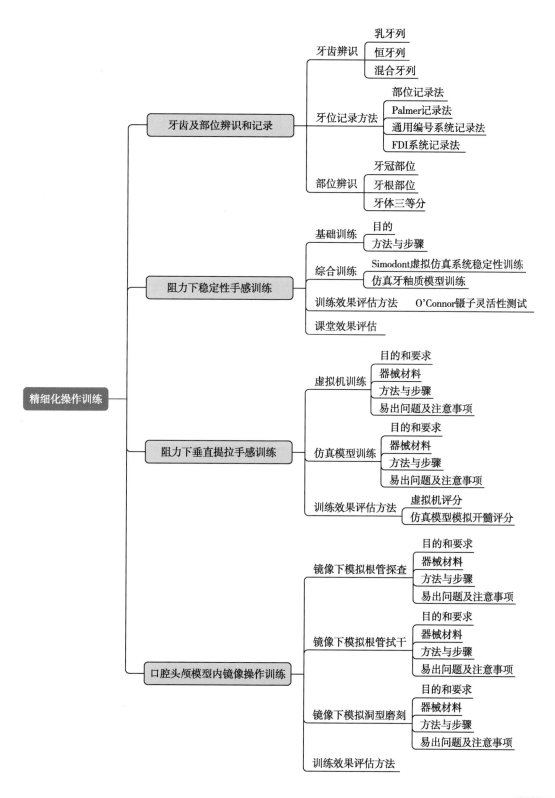

参考文献

1. 何三纲. 口腔解剖生理学. 8版. 北京：人民卫生出版社，2020.

2. IMAM S Z.Manual Dexterity：An Important Tool for Dentists. EC Dental Science，2019：1409-1419.

3. 张凌琳，李晓箐. 口腔医学临床前技能训练. 北京：人民卫生出版社，2013.

4. WANG D. Preliminary evaluation of a virtual reality dental simulation system on drilling operation. Bio-Medical Materials and Engineering，2015. 26（s1）：S747-S756.

5. LUGASSY D.Predicting the clinical performance of dental students with a manual dexterity test. PLOS ONE，2018. 13（3）：e0193980.

6. BEN G G.Testing manual dexterity using a virtual reality simulator：reliability and validity. Eur J Dent Educ，2013. 17（3）：138-142.

7. DUONG J K K，GARDNER L M R. Development and retention of fine psychomotor skills：implications for the aging dentist. J Can Dent Assoc，2010. 76：a25.

8. LEE T D，GENOVESE E D. Distribution of practice in motor skill acquisition：different effects for discrete and continuous tasks. Res Q Exerc Sport，1989. 60（1）：59-65.

9. REN，Q. Survey of student attitudes towards digital simulation technologies at a dental school in China. Eur J Dent Educ，2017. 21（3）：180-186.

10. WILLIS D O，KINCHELOE J E. Teaching dental students mirror vision skills. Journal of Dental Education，1983（5）：311-316.

11. KNIGHT G W，GUENZEL P J. Design and validation of mirror skills instruction. Journal of Dental Education，1994（10）：752-761.

12. IACUTE M J D，AZ，AACUTE E S，et al. Assessment of a preclinical training system with indirect vision for dental education. European journal of dental education：official journal of the Association for Dental Education in Europe，2001（3）：120-126.

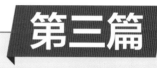

第三篇

口腔诊疗专业素质

第一章

口腔诊疗中的人文关怀

第一节　人文关怀的作用

口腔临床诊疗沿袭口腔医学百年的历史发展，并通过不断实践、不断总结和不断创新来达到持续发展的目的。在口腔诊疗的实践中，需时刻融入人文关怀、职业防护和高效安全工作的理念。在口腔诊疗工作的视野中，人文关怀是指尊重就诊患者的主体地位和个性差异，关心就诊患者丰富多样的个体需求，激发就诊患者的主动性、积极性和配合性，促进就诊患者口腔医疗质量和效果的全面提高。为了让每位学生能够在今后的临床医疗工作中针对不同年龄患者，从接诊，沟通，诊疗环境，诊疗技术等环节采用个性化人文关怀，本节内容阐述了人文关怀的作用以及人文关怀的内容，并要求学生掌握口腔临床诊疗中的文明用语。

一、维护患者权利

人文关怀的核心思想是把人作为一切活动的出发点和落脚点，简而言之，在诊疗过程中患者是第一位的。人文关怀就是关注人的生存与发展，是社会文明进步的标志，是人类自觉意识提高的反映。口腔医疗实践中的人文关怀集中体现在医护人员对就诊患者的生命与健康，权利与需求，人格与尊严的关心和照护。"以人文本"就是要最大程度地维护患者的权利，例如在市场经济的驱动下，为了追求高效率和高利润，往往在面对排长队就诊的患者时忽略了患者的身心反映情况，直接根据患者的病情选择最佳的治疗方案和现代化新型材料，而没有与患者进行充分的沟通，没有考虑到其经济状况和支付能力。这就要求在口腔诊疗的过程中，应该充分体现出人文关怀，给患者选择的空间，最大化给予鼓励和安慰，设身处地帮助患者解决问题。

二、保护医务人员

每位患者选择就诊,就是对医生的信任。因而,作为医务工作者,既要以治病为主,解除他们生理上的痛苦,又要做到全面关心患者,一切以患者为中心,一切让患者满意,从而增加患者对医务人员的信任。患者在整个治疗期间,需要的不仅是高超的医疗技术,更是理解和尊重。因此,在诊疗的全过程中,应将患者的满意度作为医疗服务的目标,以良好的心态投入工作。良好的人文关怀,能够帮助患者树立战胜疾病的信心,提高医疗的最终效果,使患者早日得到康复。

三、增进医患沟通

身体疾病多使患者产生焦虑、担忧、恐惧的心理。因此他们迫切需要的是安全感和归属感。在口腔诊疗过程中,医务人员要从生活上给予关心,从心理上给予安慰。针对患者不同的心理状态,有的放矢地加强人文关怀,使患者能切身感受到真诚的关心与爱护,有助于提高医患沟通的效率,改善医疗服务的效果。

第二节 人文关怀的内容

一、诊疗全过程人文关怀

(一)诊疗前

1. 温馨环境 为就诊患者提供指示标识清晰明了,安静、整洁、舒适的诊疗环境,倡导文明有序就诊。在相关场合可增加背景音乐,舒缓患者就医压力。

2. 志愿服务 推进医务社工和口腔医院志愿者服务,积极组织志愿者为就诊患者提供减压疏导、康复鼓励、陪诊送检、引路导诊、维持秩序等服务。

3. 便民服务 免费发放"门诊就诊指南""口腔保健指南""就诊手册"等,方便患者及时了解就诊信息;挂号收费窗口增设财务找零小托盘。

(二)诊疗中

1. 温馨检查 辅助检查时,提供温馨服务。为颌面 CT 检查患者提供小棉球或耳塞,保护听力,降低恐惧感;免脱鞋检查,在放射诊断、超声、心电图检查床上铺设垫板;调整适合孕妇及老年就诊患者使用的扶手;检验结果异地查询服务,对外地患者或因事无法及时取检验报告的患者,提供查询通道,可通过电话、手机短信查询或邮寄检查报告单;提供科室电子显示屏及短信预告就诊提醒,提醒就诊患者适时就诊,使就诊患者在等候期间可以自行安排时间。

2. 情绪安抚 医护人员和就诊患者交流时注意情绪疏导,使他们感到温暖和关心;麻醉师和护士对手术前后的幼儿患者进行言语和肢体安抚,以舒缓紧张情绪。

3. 医患沟通 设立科室主任接待日和护士长倾听日,加强与就诊患者的沟通,及时了解患者需求和心理变化，做好宣教、解释、治疗和沟通工作。

4. 隐私保护　尊重患者，在口腔诊疗全过程注重保护就诊患者隐私。不在叫号系统直接显现患者姓名全称，在姓名中加一个"*"，如张*刚。

（三）诊疗后

1. 健康教育　如开通市民健康热线，提供口腔健康咨询服务；开设各类科普口腔健康讲座，因地制宜普及口腔健康知识。

2. 定期回访　提供出院分时段结账服务，减少患者排队时间；向就诊患者提供"联系卡"等医患联系服务，内容可包括相关科室及专家介绍，科室咨询电话，复诊、随访时间等。

二、诊疗全方位人文关怀

（一）改善口腔就诊环境

不断提高医疗单位的患者就诊环境可以在很大程度上增强患者的就诊舒适度。例如，儿童口腔科墙面涂上暖色调的乳胶漆，挂上许多卡通图画，播放轻柔的音乐，可以使儿童患者在治疗的过程中充分放松。口腔预防科在候诊大厅设置报刊阅读专区，牙齿解剖模型，同时在数字化宣教中心内展示各类牙病的发生及治疗过程，配置专业人员进行问题咨询。这些舒适优美的诊疗环境，可以有效地缓解患者就诊过程中的紧张情绪，提高治疗效果（图3-1-2-1）。

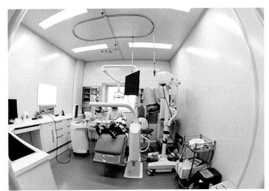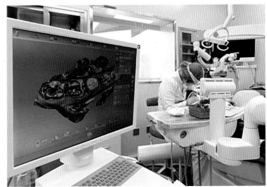

图 3-1-2-1　舒适化诊疗环境

面对患者的痛苦，医务工作者用和蔼的态度和同理心来鼓励患者尽可能地描述自己的病情，并且也应讲究语言的技巧，满足患者对情感的需求以消除恐惧心理。就诊过程中，应该语调缓和，声音轻柔，多采取征求的口吻，交谈时予以目光的接触，观察患者的表情变化，了解其疾病的影响状态，从而判断患者的情绪状态和紧张程度。通过患者的叙述，可以有效掌握其病情，告知其疾病的现状，拟采取的治疗方案和可能出现的并发症及预后，适当给予患者安慰和鼓励，树立其治疗的信心，消除不良情绪，使其能够积极地配合治疗。因此，通过加强医患交流，建立起相互尊重与信任，是诊疗行为中体现人文关怀的重要环节（图3-1-2-2）。

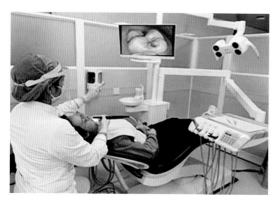
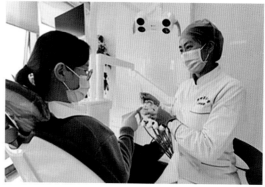

图 3-1-2-2 "以人为本"的交流模式

（二）强化口腔健康管理

对于前来就诊的各个年龄段的患者，我们在治疗其疾病的同时，应该积极增加或者强化其口腔卫生保健知识，尤其是青年及中年患者，最容易接受并掌握相关的知识，再以自身作为轴心向周围人群传播，以形成良好的循环，达到健康宣教的目的，预防口腔疾病的发生发展（图 3-1-2-3）。

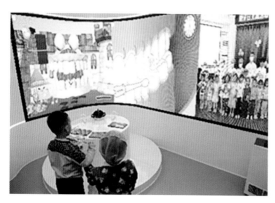
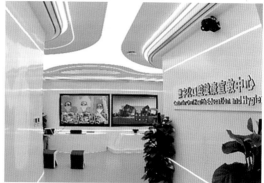

图 3-1-2-3 数字化口腔健康宣教中心

总体来说，人文关怀就是要加强"回归人，回归社会，回归人文"的浪潮，不断增强"以人文本"的理念，宣扬医务工作者不仅要治疗患者的疾病，更要具有同理心，增强对患者的关怀照料。同时，在诊疗的过程中，不断将医学知识与人文理念结合起来，这样不但能够满足患者生理、心理和社会需求，而且对提高患者诊疗质量，促进医患沟通合作，加强医患和谐关系具有重要意义。

第三节 口腔诊疗文明用语

口腔临床诊疗中的常用文明用语（civilized language，CL）是为提高口腔医护人员的职业素养，牢固树立"以人为本"的服务理念，确立口腔医护人员优质服务的语言行为规范。接待就诊患者时，要使用"请""您好""对不起""麻烦您""谢谢"等文明用语。提高服务质量和提升职业素养的自觉性，规范员工行为，是促进队伍素质建设的根本保证，在实际工作中,我们要提倡文明用语,避免禁忌用语。

一、导医挂号

您好,需要我们帮助吗?

您好,请问您哪里不舒服?

您好,请问挂什么科?

请您出示病历。

请您准备好零钱。

根据您的情况,请您挂 ×× 科的号,然后到门诊楼去看病。

请您到 ×× 室门口等候检查。

对不起,请您排好队。

请您上 × 楼就诊。

二、候诊室

当患者在候诊室抽烟时,应说:"同志,为了大家的身体健康,请您不要吸烟,谢谢配合。"

您好,请您坐一下稍等。

××,请您到 × 号诊室就诊。

请稍等,我就来。

对不起,让您久等了。

对不起,请让这位急诊患者先看。

请稍等,轮到您时我会叫您。

三、诊疗室

进入诊疗室后,应对患者温和地说:"您好,请坐。"

请您坐好,让我为您检查。

询问病史时应说:"请问您哪里不舒服?别着急,慢慢说。"

在为患者体检时应说:"现在我需要为您检查一下,请配合。"

对诊断不明的患者应说:"为明确诊断,需要进一步 ×× 检查,以便治疗,请您配合。"

请稍等,我马上给您看。

您这个牙齿已经没有保留价值了,需要拔掉,不会很痛,请别担心。

请不要紧张,配合我的工作,马上就拔出来了。

患者就诊完毕,应说:"您慢走。"

谢谢您的配合。

四、收费室

请您先到收费处付款,再来我处登记。

请您将检查单交给我划价。

对不起,您今天的治疗费用不足,需要补交费用。

为了方便您的治疗,请您及早把费用交到门诊收费处。

我再与您核对一遍费用。

五、保安

同志,请您把车停好,以免影响其他车辆停放,谢谢配合。

请稍等,请问您找谁,我帮您找。

同志,请留步,您带的是什么能看看吗?

对不起,耽误了您的时间。

谢谢您协助我们的工作。

请冷静一点,有话好好说,不要争吵。

请您慢慢讲,把情况(经过)讲清楚,我们马上到现场。

请您不要着急,我们负责帮您联系。

课后练习

1. 口腔诊疗中人文关怀的作用是什么?(　　)

　　A. 维护患者权利　　　　　　　　B. 保护医务人员

　　C. 增进医患沟通　　　　　　　　D. 以上都是

2. 口腔诊疗中人文关怀的内容有哪些?(　　)

　　A. 温馨环境　　　　　B. 情绪安抚　　　　　C. 隐私保护

　　D. 健康教育　　　　　E. 定期回访

3. 在口腔诊疗室中的常用文明用语有哪些?(　　)

　　A. 请您坐好,让我为您检查。　　　B. 请您先到收费处付款,再来我处登记。

　　C. 您好,请问挂什么科?　　　　　D. 请问您哪里不舒服?

　　E. 请您准备好零钱。

参考答案

1. D

2. ABCDE

3. ABCD

（邱新毓　刘世宇　牛丽娜）

总 结

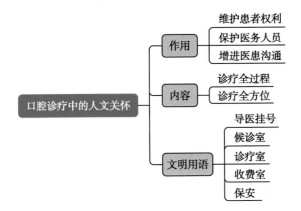

参考文献

1. 邱蔚六. 口腔医学人文. 北京：人民卫生出版社，2020.

2. 程国宏，吕月萍. 医学人文关怀在和谐医患关系中的作用. 河北联合大学学报（医学版），2012，14（01）：112.

3. 杨凤萍，陶霞. 人文关怀在和谐医患关系中的作用. 内蒙古中医药，2013，32（33）：118-119.

4. 宋巧华. 口腔门诊患者人文关怀的体会. 中日友好医院学报. 2012，26（3）：191-192.

5. 唐琴芳. 人文关怀和护患沟通对口腔门诊患者的作用分析. 实用临床护理学电子杂志，2020，5（21）：81.

第二章

感染控制

第一节　口腔医务人员的感染风险

一、口腔诊疗特点

1. 空气（飞沫、气溶胶）污染多　高速手机、超声波洁牙机等口腔科常用的设备工作时可产生大量飞沫，有研究表明飞沫传播的危险范围最大可为患者周围约 2m。飞沫中可包含微生物，若这些微生物具有致病性，则会对周围生物产生潜在威胁；并且飞沫脱水后形成的飞沫核会以气溶胶的形式长时间悬浮于空气中，造成疾病空气传播（图 3-2-1-1）。

2. 易发生职业暴露　口腔诊疗过程中大部分操作都会涉及使用尖锐器械，若医务人员不慎被扎伤或割伤，可能造成疾病的血液传播（图 3-2-1-2）。

3. 与患者近距离接触　口腔诊疗过程中，医生与患者的接触都是面对面近距离接触，医生的操作是在患者充满唾液、血液与多种微生物的狭小口腔进行的，因此治疗过程中极易被血液或唾液污染。

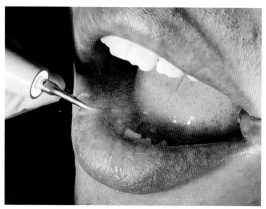

图 3-2-1-1　超声波洁牙机工作时产生的飞沫

4. 公用耗材多 治疗过程中,需要使用多种公用材料、药物,例如光固化灯、复合树脂、玻璃离子等,操作稍不注意,就会引起交叉感染。

5. 特殊器械消毒难度大 涡轮机,超声仪器等结构复杂、腔隙多;根管治疗扩大针是具有不同螺纹的不锈钢或镍钛器械,不容易清洗消毒。这些特点造成在口腔诊疗过程中更易发生交叉感染,感染控制的难度也相对较高(图3-2-1-3)。

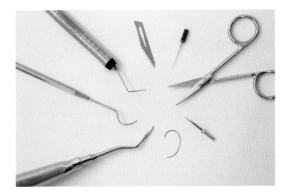

图 3-2-1-2 口腔诊疗中部分尖锐器械

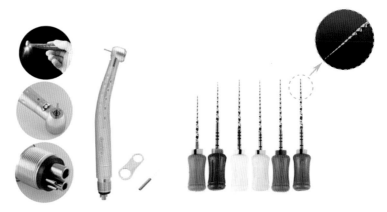

图 3-2-1-3 高速手机腔隙、根管治疗锉

二、感染途径

在口腔诊疗过程中发生的感染,要包括致病因子、感染宿主、病原体突破口、传播途径、病原体入口、易感宿主6个要素,缺一不可。感染宿主既包括口腔就诊患者,也包括口腔工作人员,但后者作为传染源而发生感染的情况非常少见。本处主要讲传播途径,主要有三种,接触传播,空气飞沫传播,牙科水路系统传播(图3-2-1-4,表3-2-1-1)。

1. 接触传播(contact transmission) 口腔中接触传播是最常见的,其中又可以分为直接接触传播和间接接触传播。手卫生是避免接触传播的重要方式(图3-2-1-5)。

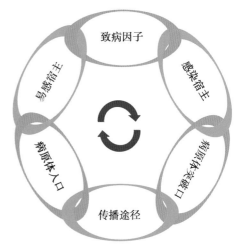

图 3-2-1-4 口腔诊疗过程中疾病传播模式图

表 3-2-1-1

传播途径	内容
接触传播	与受感染的病损或感染的血液或唾液直接接触 或与受污染的器械、物表或其他牙科器械接触
空气飞沫传播	通过飞沫、雾、气溶胶作为微生物载体进行传播
牙科水路系统	吞咽或吸入牙科水路系统的生物膜释放的含有病原微生物的水

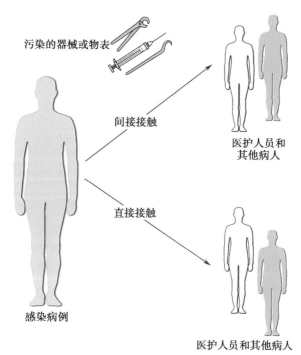

图 3-2-1-5 接触传播方式

2. 空气传播（airborne transmission） 空气传播，即疾病以包含细菌或病毒的飞沫或气溶胶的形式进行传播，这也是大部分呼吸道传染性疾病的传播形式。飞沫是指直径大于5μm 的含水颗粒，咳嗽、打喷嚏、大声说话时均可产生飞沫，飞沫脱水后形成的飞沫核会以气溶胶的形式长时间悬浮于空气中，造成疾病空气传播（图 3-2-1-6）。

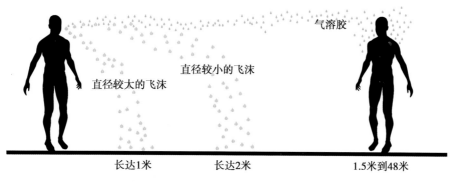

图 3-2-1-6 飞沫和气溶胶传播距离

在口腔诊疗中,高速手机、三用气枪、超声波洁牙机等会产生大量的飞沫和气溶胶。在没有屏障保护的情况下,医务人员吸入气溶胶中的细菌和碎片,相当于让一个人在 1 英尺(1 英尺 ≈0.304 8 米)远的地方对着脸每分钟打两次喷嚏(图 3-2-1-7)。

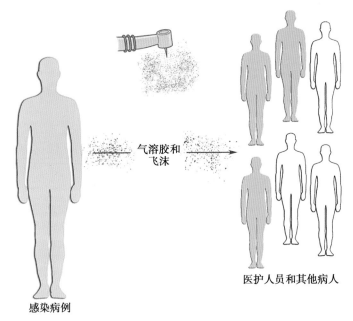

气溶胶和飞沫

医护人员和其他病人

感染病例

图 3-2-1-7　空气传播方式

3. 牙科水路系统传播(dental unit waterlines, DUW transmission)

口腔治疗用水污染普遍存在并比较严峻,这一方面是由于在治疗结束的瞬间,高速手机会产生负压回吸,从而污染水道及出水箱。另一方面牙科水道及出水箱属于相对密闭的系统,间歇使用,所以水处于静止状态的时间比较长,容易导致细菌的黏附和繁殖。当再次启动工作时,微生物可直接进入患者口腔或雾化被患者或医务人员吸入到呼吸道中(图 3-2-1-8)。

在日常工作中,无法预知牙科器械、物体表面细菌的生命力,最安全的方法就是:凡是接触唾液、血液或其他潜在传染物的物品都视为有细菌存在。

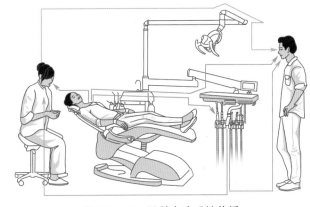

图 3-2-1-8　牙科水路系统传播

三、口腔科常见传染性疾病

1. 病毒性肝炎(viral hepatitis)　目前至少有 5 种不同类型的病毒性肝炎,分别由不同病毒引起(表 3-2-1-2)。

表 3-2-1-2　病毒性肝炎类型

	A	B	C	D
病毒来源	粪 - 口	血液和体液	血液和体液	血液和体液
传播路径	粪 - 口途径	经皮和黏膜组织	经皮和黏膜组织	经皮和黏膜组织
是否可引起慢性感染	否	是	是	是
预防方法	疫苗	疫苗	无	注射乙肝疫苗

（1）甲型肝炎：甲型肝炎病毒可以影响任何人。传播途径为粪 - 口传播。良好的个人和公共卫生措施有助于预防甲型肝炎。甲型肝炎是最轻的病毒性肝炎，单次接种可长期有效预防 2 岁以上的人群患病。

（2）乙型肝炎：乙型肝炎是由乙肝病毒引起的一种严重危害人类安全的传染性疾病，长期感染可能会导致肝癌、肝硬化、肝功衰竭甚至死亡。国家卫健委发布的《2019 年全国法定传染病疫情概况》显示，病毒性肝炎依然是我国法定报告传染病中报告病例数第一的乙类传染病。日本开业牙科医生 HBV 感染率为 35% 左右，是口腔从业人员公认的职业风险。

乙型肝炎病毒可通过血液、唾液等体液进行传播，曾经感染过乙肝病毒或者曾暴露于乙肝病毒环境中但未患病的人群都可能成为乙肝病毒携带者，这也就是说，看起来健康的人也可以成为感染源将疾病传播给他人。由于职业特点，口腔医务人员在诊疗过程中，接触到患者血液、唾液及污染器械的概率非常大，因此肝炎的传播率较高。有研究表明，乙肝患者唾液内乙肝表面抗原（HBsAg）阳性率可达 50.0%，而口腔诊室内物体表面检出乙肝病毒的阳性率可达 6.3%～22.2%。

疫苗接种对预防乙型肝炎非常有效，所有的口腔从业者都应该进行接种，对于口腔医学生，在临床实习开始前应该完成疫苗接种。建议在接种后 1～6 个月进行疫苗接种后检测，三次注射是为了确保患者产生免疫所需的抗体，如果不存在抗体，应重复三剂量系列。

乙肝病毒对理化因素有较强的抵抗力，病毒在 30～32℃可存活至少 6 个月，在 −20℃可存活 15 年，常用灭活方法包括 121℃高压灭菌 20 分钟，160℃干烤 1 小时，100℃直接煮沸 2 分钟，0.5% 过氧化酸，5% 次氯酸钠和环氧乙烷直接处理。

（3）丙型肝炎：丙肝病毒最有效的传播方式是输血或经皮接触血液。在口腔诊疗中，最常见的经皮传播的方式即操作者被意外针刺伤，若此时针头携带丙肝病毒，就可能造成传染。丙肝病毒携带者概率高于乙肝病毒携带者，但不幸的是，目前还没有针对丙肝病毒的疫苗，也没有发现治愈这种疾病的方法。因此对于口腔医务人员来说，预防针刺伤及其他经皮伤口是预防丙肝的有效方法。

（4）丁型肝炎：丁型肝炎是一种缺陷病毒，在没有乙肝病存在的情况下无法完成自我复制，因此，丁型肝炎与乙型肝炎常常合并感染，发病时病情往往更加严重。预防丁型肝炎病毒感染的方法是通过免疫接种乙型肝炎病毒疫苗。

2. 艾滋病（acquired immunodeficiency syndrome，AIDS）　艾滋病医学全名为获得性免疫缺陷综合征，由人类免疫缺陷病毒引起（human immunodeficiency virus，HIV），HIV 侵入人体后，破坏人体免疫功能，导致各种与免疫力降低有关的疾病的发生，如肿瘤和各种机会性感染等。HIV 的潜伏期可达 6～8 年，而在潜伏期内的患者，同样具有传染性。

HIV 的主要传播方式是性接触传播、母婴传播及血液传播，预防血液传播途径是口腔医务工作者需要注意的重点。在临床中，相当一部分艾滋病患者会因为早期口腔问题而先就诊于口腔科。由于口腔诊疗的特性，口腔医务人员往往面临较高的职业暴露风险，例如口腔诊疗中器械往往会接触到患者的血液，医护人员不慎被污染 HIV 器具如针头刺伤皮肤、在操作过程中飞沫接触到眼睛等黏膜处，都可造成疾病传播。

HIV 在体外生存能力极差，不耐高温，抵抗力较低，离开人体不易生存。常温下，HIV 在体外的血液中只可存活数小时。对热敏感，在 56℃ 条件下 30 分钟即失去活性。需要重复使用的物品可用煮沸或高压蒸汽消毒，不宜煮沸的物品可用 2% 戊二醛、75% 酒精等进行消毒。

3. 疱疹病毒感染(herpesviruses infection) 能感染人体的疱疹病毒主要有四种，分别为单纯疱疹病毒（HSV）、带状疱疹病毒（HZV）、巨细胞病毒（VMV）和 EB 病毒（EBV）。病毒种类及可能引起的疾病见表 3-2-1-3。疱疹病毒的主要传播途径是通过直接接触病损部位或受感染的唾液。如果接诊的患者口内存在感染病灶，可以重新帮患者预约时间，待病损愈合后再行口内牙齿治疗。值得注意的是，即使口内没有活动性病损存在，疱疹病毒也可能通过唾液或治疗产生的气溶胶进行传播。

表 3-2-1-3　疱疹病毒类型及可能引起的感染

病毒类型	疾病
HSV-1	主要引起口腔病损
HSV-2	主要引起生殖器病损
HZV	主要引起带状疱疹和水痘
CMV	通常处于潜伏状态，当机体免疫力受损时，可通过接触患者体液进行传播
EBV	引起传染性单核细胞增多症和伯基特淋巴瘤，这是淋巴组织的一种恶性肿瘤

对于疱疹病毒，目前并没有有效的疫苗保护，因此作为口腔医生，在治疗时采取预防职业暴露的措施是非常必要的。

（1）单纯疱疹病毒 1 型（HSV-1）：HSV-1 会导致唇疱疹复发。因为这些疱疹复发经常发生在患者感冒或发烧的时候，因此疾病通常被称为发烧疱疹或感冒疱疹。

1）原发性疱疹：具有高度传染性，首次出现通常感染 1～3 岁儿童。患儿可有轻微发热，口腔疼痛，流涎，口臭，同时口腔黏膜可能水肿，牙龈发炎。一般在 3 天内开始自然愈合，病程通常持续 7～14 天。在此期间，可以采用支持疗法减轻患儿痛苦，防止继发性感染。

2）复发性唇疱疹：在儿童时期首次唇疱疹感染后，HSV 在体内处于休眠状态，在以后的生活中，当机体再次出现感冒等免疫力低的情况下，唇疱疹可反复复发（图 3-2-1-9）。与原发性疱疹一样，复发性唇疱疹在 7～10 天内自愈，不留疤痕。

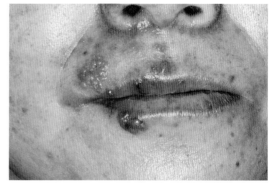

图 3-2-1-9　单纯疱疹

（2）单纯疱疹病毒 2 型（HSV-2）：HSV-2 是引起生殖器疱疹常见的病毒分型。最初的症状通常出现在感染后 2~10 天,包括刺痛、瘙痒和排尿时的烧灼感。一旦感染了 HSV-2,疾病会反复复发,病毒只在发病期间具有传染性。

患有阴道疱疹或宫颈疱疹的母亲在分娩时可能将 HSV-2 传给新生儿。大约有 50% 的新生儿在通过产道时会受到感染,至少 85% 的受感染婴儿会被病毒严重损害或杀死。

（3）带状疱疹病毒（HZV）：HZV（人疱疹病毒 3 型）可引起水痘和带状疱疹两种疾病,水痘是原发性感染,带状疱疹是继发性感染。带状疱疹是一种高度接触性的传染病,在以前没有接触过病毒的人群中可通过直接接触病损皮肤或通过飞沫传播。

（4）巨细胞病毒（CMV）：CMV（人疱疹病毒 5 型）很少引起疾病,除非其他因素,如免疫系统受损等。但是,巨细胞病毒可以在怀孕期间感染胎儿。在某些情况下,婴儿会先天失聪或患有精神疾病。CMV 的传播途径尚不清楚。

（5）EB 病毒（EBV）：EBV（人类疱疹病毒 4 型）可引起多种感染,包括传染性单核细胞增多症、鼻咽癌、淋巴瘤和口腔毛状白斑（常见于 HIV 患者的一种疾病）。传染性单核细胞增多症是一种急性传染病,主要感染 15~20 岁的群体。EBV 存在于唾液中,并可通过接吻传播,因此常被称为"接吻病"。

4. 麻疹（measles） 麻疹可以通过注射麻疹疫苗来预防,这是一种潜在的严重的病毒性疾病,很容易通过空气传播。病毒潜伏期通常是 10~l2 天。麻疹的特征是出疹子,但是最初的症状是咳嗽和发烧。

5. 结核病（tuberculosis） 结核病是由结核分枝杆菌引起的,肺结核是全世界范围内传染病死亡的主要原因。由于艾滋病感染者的免疫系统较弱,他们很容易感染结核病,因此,艾滋病和结核病往往是同时存在的。在这两种疾病中,肺结核对口腔医护人员的健康风险威胁更大,其中一个原因是引起结核病的结核分枝杆菌能够耐受多种消毒剂的作用。

结核病可以在人与人之间进行传播,当结核病患者咳嗽时,可能排出含有细菌的痰,当其中的细菌通过呼吸进入另外一个机体内时,传染就可能发生。

6. 破伤风（tetanus） 破伤风也被称为牙关紧闭症,是一种由芽孢杆菌引起的非常危险并可致命的疾病,这种细菌可在土壤、灰尘、动物粪便中发现,通常通过皮肤上的伤口进入人体。这种疾病可以通过免疫接种来预防。值得注意的是,免疫接种必须要保证时效性。

7. 梅毒（syphilis） 梅毒是由梅毒螺旋体引起的一种性病,虽然梅毒螺旋体在体外很脆弱,但在牙科手术中,因为可直接接触患者口腔病损而存在交叉感染的风险。

一期梅毒表现为无痛性溃疡,也被称为下疳,这种病损可造成接触性传染。当它发生在口唇时,类似于疱疹,但结痂后的颜色更深（图 3-2-1-10）。

二期梅毒也具有传染性,可通过接触开放

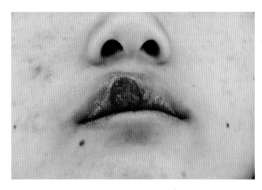

图 3-2-1-10 下疳

性疮口造成立即感染。三期梅毒被称为潜伏梅毒,通常是致命的,可能在疾病潜伏 20 年后发生。

第二节 口腔诊疗单元感染控制的策略和方法

一、口腔诊疗单元感染控制策略

感染过程包括传染源,传播途径和易感人群,在诊疗过程中对于传染源和易感人群比较难控制,因此切断传播途径是控制口腔诊疗医院感染的关键环节。口腔诊疗单元感染控制需要做到以下要素。

1. 人员健康要素 目标是教育口腔从业人员了解感染控制原则,确定与工作有关的感染风险,制定预防措施,并确保及时进行职业暴露后的管理和随访。

2. 教育和培训 医护人员应该每年接受培训,培训内容应该包括诊疗过程中的感染风险,防护方法及职业暴露后的处置程序,预防职业暴露和感染的方法等。

3. 免疫接种 进行免疫接种最有效的方法是使用疫苗,可以预防乙型肝炎、流感、麻疹、腮腺炎、风疹等病毒的传播。

4. 职业暴露预防和暴露后管理 医务人员职业暴露,是指医务人员在从事诊疗、护理活动过程中接触有毒、有害物质,或传染病病原体,从而损害健康或危及生命的一类职业暴露。而医务人员职业暴露又分感染性职业暴露,放射性职业暴露,化学性(如消毒剂、某些化学药品)职业暴露及其他职业暴露。这里主要指感染性职业暴露。医疗机构应制定严格的职业暴露管理措施。

二、口腔诊疗单元感染控制方法

1. 预防空气传播

(1)净化空气

1)通风换气:通过开窗或使用排风扇、风机等促进诊室内外空气交流,降低室内空气中污染物密度。按照《医疗机构消毒技术规范》要求,每天开窗通风至少 2 次,每次时间不低于 30 分钟。

2)物理消毒:主要包括紫外线、臭氧空气消毒和使用空气净化器。

紫外线能杀灭波段内细菌、真菌、芽孢等微生物,但缺点是存在照射死角,并且只能在无人时使用。

臭氧可杀灭真菌、病毒、细菌繁殖体等各种微生物,一般容易受温度和湿度的影响,温度越低、湿度越大则杀菌效果越好。

空气净化器的消毒作用主要是通过吸附后过滤、电力分解细菌细胞膜、分化和氧化等不同原理,对诊室内空气进行消毒,相比于紫外线和臭氧消毒具有舒适度高的优点。

3)化学消毒:主要包括中药制剂、过氧乙酸和过氧化氢等。

中药制剂主要成分可以是艾叶、苍术、荆芥、安息香等,使用方法包括制成喷雾剂进行喷洒或清菌片进行熏蒸使用,但中药成分复杂,部分药物的消毒作用研究不够清晰。

过氧乙酸是一种强氧化剂,对细菌、真菌、病毒等具有强氧化作用,使用 5g/L 的浓度密闭 30 分钟即可达到良好的效果。过氧乙酸对皮肤和金属具有腐蚀性。

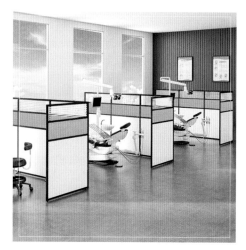

过氧化氢杀菌能力强,杀菌谱较广,但消毒效果易受环境影响。

(2)采取物理隔断:两个牙科综合治疗台间应设物理隔断,隔断高度≥1 800mm,或两个治疗台间距≥2 000mm。牙科综合治疗台尾部距墙≥400mm(图 3-2-2-1)。

(3)个人屏障保护:在治疗过程中全部要求做到标准防护,使用个人防护装备(personal protective equipment,PPE),主要包括一次性手套、口罩、护目镜或面罩、一次性圆帽、防护服等(图 3-2-2-2)。

图 3-2-2-1 诊疗单元间隔断

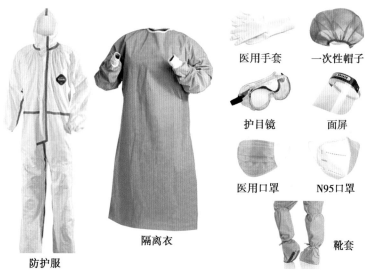

医用手套　一次性帽子

护目镜　面屏

医用口罩　N95口罩

靴套

隔离衣

防护服

图 3-2-2-2 个人防护装备(PPE)

防护服(protective clothing):防护服的目的是保护皮肤和内衣不受唾液、血液、气溶胶和其他污染物质的影响,根据操作所要接触的污染物危险程度不同,决定防护服的种类,可以有洗手服、白大衣、隔离衣等。其中隔离衣主要用于在喷溅治疗中使用。

护目镜(protective eyewear):护目镜的目的是保护眼睛免受气溶胶、雾以及颗粒物质的喷溅,护目镜要求在治疗过程中能全方位隔绝眼睛与治疗环境(图 3-2-2-3),并在佩戴时上缘压住一次性帽子,下缘压住口罩上缘。

面屏（protective shields）：面屏可以作为护目镜的替代选择，在进行喷溅治疗时作为一种防护，但无法替代口罩。面屏需在一次性帽子或防护服帽子之外（图3-2-2-4）。

口罩（safe mask）：我国的医用口罩可以分为3类，一次性使用医用口罩、医用外科口罩和医用防护口罩。其中一次性使用医用口罩适用于一般的医疗场所，主要作用是隔绝口腔和鼻腔喷出的污染物。医用外科口罩适用于医务工作者在进行有创操作时，防

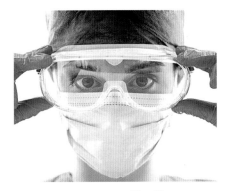

图 3-2-2-3 护目镜

止病原体微生物、体液、颗粒物穿透。医用防护口罩可过滤空气中的颗粒物，同时可阻断飞沫、血液、体液等。医用口罩一般分为3层，外层为防粘无纺布，主要起液体阻隔作用；中层为熔喷无纺布，主要起过滤作用；内层为纤维素等其他材料，主要起吸湿作用。因此在佩戴时应该正确识别口罩的内外层，金属条位于上方，与鼻梁贴合，佩戴错误将起不到防护作用（图3-2-2-5）。

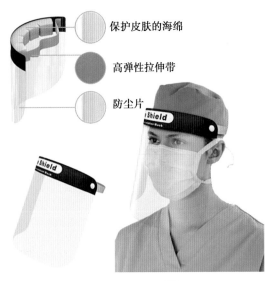

保护皮肤的海绵

高弹性拉伸带

防尘片

图 3-2-2-4 面屏

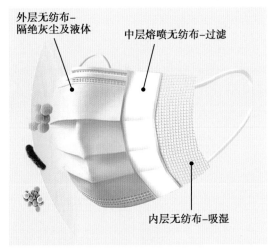

外层无纺布-隔绝灰尘及液体

中层熔喷无纺布-过滤

内层无纺布-吸湿

图 3-2-2-5 口罩分层

手套（gloves）：在口腔诊疗活动中，常用的有三种手套，医用检查手套、医用灭菌手套、丁腈防护手套。其中医用检查手套适用于阻断病原体向医务人员传播，减少交叉感染；医用灭菌手套一般在无菌性侵入性操作时使用，主要用于保护患者；丁腈防护手套由于防穿刺能力强耐磨，常用于医疗废物处理等。当在工作中手套出现破损时，需要及时摘脱，按要求手卫生后重新佩戴新手套。

一次性圆帽（disposable round cap）：用以保护头部免受粉尘、微生物、气溶胶污染。

（4）漱口：在治疗前要求患者使用氯己定、3%过氧化氢等漱口，有效减少患者口腔内寄居的微生物量。

（5）尽量使用橡皮障：在口腔诊疗中，使用橡皮障可以将治疗牙齿与口腔环境进行有效隔离，保证治疗牙齿处于相对无菌的状态，大大降低口腔内微生物对环境的污染（图3-2-2-6）。

（6）提倡使用强吸：吸唾装置可以有效减少飞沫传播范围。有研究表明，使用强负压吸引器可以快速有效地清除口内大量液体和切割下的固体碎屑，从而减少诊室空气中的细菌量（图3-2-2-7）。

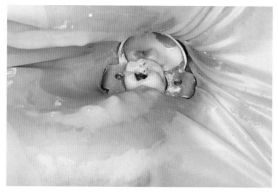

图 3-2-2-6　橡皮障隔离

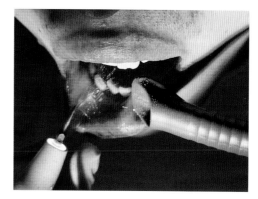

图 3-2-2-7　强吸

2. 减少水路污染性疾病的传播

（1）使用标准水源：我国关于牙科用水未见全国统一性标准，但各地区均制定相应的用水标准，例如吉林省制定的关于诊疗用水管理规范提出，口腔诊疗用水的菌落总数不超过100cfu/ml。美国牙科协会（American Dental Association，ADA）提出，牙科治疗用水中需氧菌菌落总数应<200cfu/ml，而美国疾病预防控制中心（Centers for Disease Control and Prevention，CDC）提出牙科非手术用水菌落数<500cfu/ml。

（2）化学消毒：部分牙科综合治疗台配有水路消毒系统可行水路消毒，用于牙科水路系统的消毒剂主要有次氯酸钠、葡萄糖酸氯丁酸、过氧乙酸等，主要通过降解多糖和破坏细胞包膜来进行作用，但由于对椅位各种配件损伤等作用，业内已经研究了更多新型消毒剂，例如液态等离子活化水、五倍子溶液等。

（3）管道冲洗：每天接诊第一名患者前冲洗管道2～3分钟，这样可以把有污染的，细菌含量多的水进行冲洗掉，减少污染。每次使用手机后，踩脚踏控制板冲洗水路30秒，减少手机回吸污染；有条件的情况下建议使用防回吸手机或使用防回吸装置。

（4）及时清污：如对于吸唾管末端过滤网和过滤盒、手机尾管末端或操作台下端接油杯、痰盂下方水罐、需要定期清洗。

3. 预防接触传播

（1）手卫生：根据口腔门诊区域设置要求，诊室内应至少每2台牙科综合治疗台设立1处手卫生设施。

根据医务人员手卫生规范，手卫生包括洗手，卫生手消毒和外科手消毒。口腔医务人员最常用的为洗手。手卫生的时机为两前三后，即接触患者前，无菌操作前，直接接触患者后，接触患者周围环境及物品后，接触患者体液后（图3-2-2-8）。

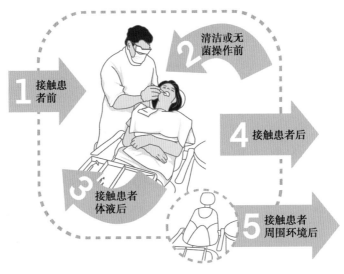

图 3-2-2-8 手卫生时机

洗手是指医务人员用含酒精的洗手液（酒精浓度一般为 60%～95%）和流动水洗手，去除手部皮肤污垢、碎屑和部分致病菌的过程。应当采用标准的七步洗手法（图 3-2-2-9），总结起来就是内、外、夹、弓、大、立、腕，每步最少 15 秒。

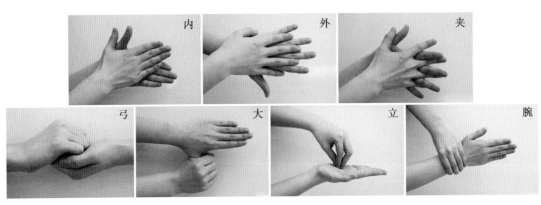

图 3-2-2-9 七步洗手法

卫生手消毒是指医务人员使用速干手消毒剂揉搓双手，以减少手部暂居菌的过程。

外科手消毒是指医务人员在外科手术前用肥皂（液）或抗菌皂（液）和流动水洗手，再用手消毒剂清除或杀灭手部暂居菌、常居菌的过程。在口腔临床诊疗中，若双手被明显的血液或唾液污染，应该按照外科手消毒的流程进行处理。

关于手部卫生需要注意的一点是，由于戒指和长指甲可能藏匿病原体并损坏手套，因此口腔医务人员指甲应保持短且修剪良好。

在洗手结束后，应使用一次性干纸巾擦干，忌甩干或使用工作服擦手（图 3-2-2-10）。

（2）消毒与物表屏障（图 3-2-2-11）

《医疗机构口腔诊疗器械消毒技术操作规范》有要求：对于牙科综合治疗台及其配套的

设施应该每日清洁消毒,如果遇到污染要及时清洁和消毒。消毒的时间一般选择每天治疗的开始和结束,都要进行清洁和消毒,对医生的工作台要求每天至少清洁一次。

除医务人员进行个人屏障防护外,在临床工作中易被飞沫污染或与医、护人员的手接触的区域,如:牙椅的灯柄、操作台、诊椅开关、椅边电脑、笔、电话、抽屉把手等,为临床接触面,应有屏障(防污膜)保护。

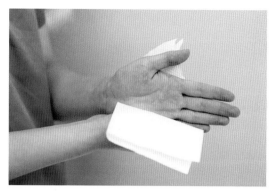

图 3-2-2-10　擦手方式

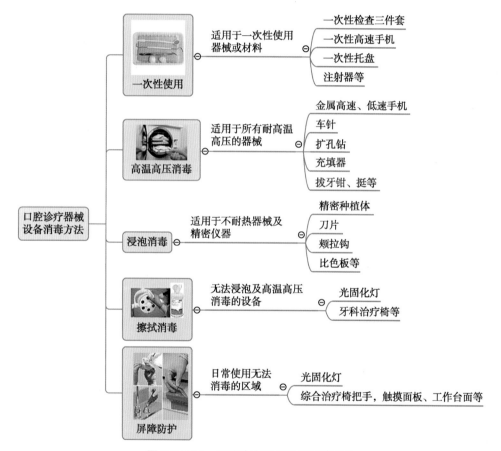

图 3-2-2-11　口腔诊疗器械设备消毒方法

（3）预防锐器损伤:避免锐器损伤,单手回套注射器针帽,使用专门的锐器盒等,如手术刀刀片、正畸钢丝、注射器针头和碎玻璃等锐器必须放在锐器盒中。锐器盒的材质必须防刺穿、可关闭、防漏,并带有生物危害符号的颜色编码或标签(图 3-2-2-12)。

（4）污染衣物及医疗垃圾的处理:原则上禁止将工作服带回家中进行清洗,在口腔医疗机构应该配备专业的清洗及消毒设备和人员,定期对污染衣物进行消毒。一次性的防护用品如口罩、帽子、鞋套等禁止重复使用,使用过后应该按医疗垃圾进行处理(表 3-2-2-1)。

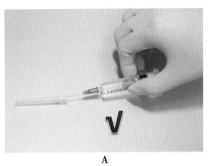
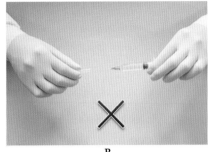
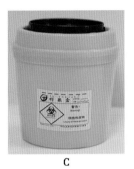

A   B   C

图 3-2-2-12　预防锐器损伤

A. 回套注射器正确方法　B. 回套注射器错误方法　C. 利器盒

表 3-2-2-1　口腔诊疗场所垃圾分类及处理

垃圾种类	内容	处置方式
生活垃圾	纸巾、纸垫、器械外包装纸、一次性物品包装袋	丢弃在生活垃圾桶(一般为灰色)
医疗垃圾	一次性手套、帽子、口罩、胸巾、一次性胶套、防护服、使用过的注射器、棉球、纱布等	丢弃在医疗垃圾桶或垃圾袋(一般为黄色)
有害垃圾	可能对环境、水路造成污染的垃圾	特殊处理方法
锐器	手术刀刀片、正畸钢丝、注射器针头和碎玻璃等锐器	锐器盒
病理垃圾	切除的病变组织、拔除的患牙等	若需要病理检查,送病理;按医疗垃圾处理

4. 职业暴露后处理　发生职业暴露后,应该逐级报告科室领导、护理部门、分管院领导,认真分析查找原因,追踪暴露源血清学检查结果。对于个人,应做到以下应急处理:立即在暴露的伤口处,在流动水冲洗状态下从近心端向远心端轻轻挤压血液,禁止按压止血。伤口冲洗后,用 0.5% 的碘伏、75% 的酒精或安尔碘进行消毒,必要时包扎伤口。应急处理完成后还需要进行暴露后药物预防,有皮肤或黏膜损伤者应尽早肌内注射破伤风抗毒素,未接种乙肝疫苗的医务人员应立即注射乙肝免疫球蛋白,同时在 6 个月内完成乙肝疫苗的接种,若被暴露者血清乙肝表面抗体≥10mIU/ml,则不需要注射免疫球蛋白。暴露源的 HIV 感染阳性或不明确时,被暴露者应该在 24 小时内尽快开始预防性药物治疗,持续 4 周,并随访。

第三节　口腔诊疗行为感染控制训练

一、七部洗手法

1. 丙烯颜料沾染双手实训

目的和要求:用丙烯颜料代替流动水,学员使用七步洗手法快速涂布丙烯颜料,检测颜料是否布满双手手套。

器械和材料:一次性医用防护手套、4 种颜色丙烯颜料(红、黄、绿、黑)、医疗垃圾袋。

方法与步骤：

（1）教员分步讲解七步洗手法（内、外、夹、弓、大、立、腕）。

（2）学员分4组，戴一次性医用手套。

（3）由助教给每位学员分发丙烯颜料，大约板栗大小。

（4）学员实践七步洗手法，并口头阐述，限时30秒。

（5）教员检查，手套是否布满颜料。

2. 流动水洗手实训

目的和要求：学员应用七步洗手法，在流动水下清洗荧光素洗手液，在紫外灯照射下观察荧光残留情况。

器械和材料：荧光素洗手液、紫外灯、流动水洗手池。

方法与步骤：

（1）教员分步讲解七步洗手法（内、外、夹、弓、大、立、腕）。

（2）荧光素钠涂满学员双手。

（3）学员实践七步洗手法，并口头阐述，限时30秒。

（4）紫外灯下检查荧光残留情况。

二、个人防护用品穿脱

目的和要求：掌握呼吸道传染性疾病流行状态下口腔医生防护用品穿脱流程。

器械和材料：一次性防护服、隔离衣、一次性工作帽、医用防护口罩、护目镜、面罩、一次性医用手套、脚套。

方法与步骤：

个人防护用品的穿戴顺序：去除个人用品→更换工作服→手卫生→检查个人防护用品（有无破损）→戴一次性工作帽→戴医用防护口罩→戴一次性医用防护手套（内层）→穿一次性医用防护服→戴脚套→戴护目镜→戴一次性医用手套（外层）→戴防护面罩。

个人防护用品脱摘顺序：评估个人防护用品污染情况，消毒或更换外层手套→脱防护面罩→脱外层手套→脱一次性医用防护服、鞋套→脱医用防护口罩→脱一次性工作帽→脱内层手套→手卫生→换回个人衣物。

姓名：　　　　　　　　　　　　　　　　学号：

评分项目	分值
防护用品穿戴顺序（2分）	
防护用品脱摘顺序（2分）	
口罩是否正确佩戴（1分）	
手套佩戴时有无气密性检查（1分）	
外层手套是否覆盖防护服袖口（1分）	
脱摘过程中手卫生（2分）	
脱防护服方法（1分）	
总计（10分）	

三、虚拟诊疗情景感控训练

目的和要求:训练学员诊疗过程中的感控观念,应用虚拟诊疗情景,让学员寻找错误。

器械和材料:数字化虚拟仿真培训系统、虚拟诊疗情景视频。

方法与步骤:1. 播放视频,学员在虚拟机下观看。

2. 学员对认为错误的地方进行标记。

3. 学员陈述发现的错误点,教员评价。

课后练习

1. 口腔诊疗过程中常见的疾病感染途径包括(_____)。

2. 口腔科可通过接种疫苗预防的常见传染性疾病包括哪些?

3. 手卫生的5个时机包括(_____)。

4. 简要描述7步洗手法的步骤。

5. 发生职业暴露后,应如何进行应急处理?

参考答案

1. 接触传播;空气飞沫传播;水路系统污染传播。

2. 主要包括甲型肝炎、乙型肝炎、丁型肝炎、麻疹、破伤风等。

3. 接触患者前;无菌操作前;直接接触患者后;接触患者周围环境及物品后;接触患者体液后。

4. 洗手是指医务人员用含酒精的洗手液(酒精浓度一般为60%～95%)和流动水洗手,去除手部皮肤污垢、碎屑和部分致病菌的过程。总结起来就是内、外、夹、弓、大、立、腕,每步最少15秒。

5. 发生职业暴露后,立即在暴露的伤口处,在流动水冲洗状态下从近心端向远心端轻轻挤压血液,禁止按压止血。

伤口冲洗后,用0.5%的碘伏、75%的酒精或安尔碘进行消毒,必要时包扎伤口。

应急处理完成后还需要进行暴露后药物预防,有皮肤或黏膜损伤者应尽早肌内注射破伤风抗毒素,未接种乙肝疫苗的医务人员应立即注射乙肝免疫球蛋白,同时在6个月内完成乙肝疫苗的接种,若被暴露者血清乙肝表面抗体≥10mIU/ml,则不需要注射免疫球蛋白。暴露源的HIV感染阳性或不明确时,被暴露者应该在24小时内尽快开始预防性药物治疗,持续4周,并随访。

(关玲霞 郭 静 韩 冰)

总　结

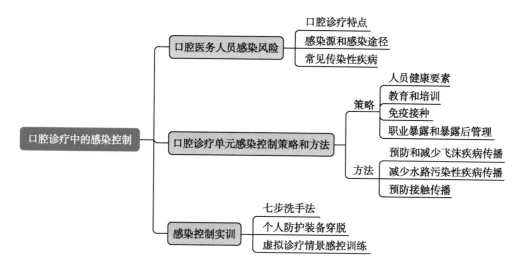

参考文献

1. Patel，M.，Infection control in dentistry during COVID-19 pandemic：what has changed? Heliyon，2020. 6（10）：p. e05402.

2. 潘剑. 口腔医护人员传染病职业暴露危险因素及防护. 国际口腔医学杂志，2020. 47（03）：366-372.

3. 季琦. 口腔诊室感染性气溶胶的研究进展. 全科护理，2020. 18（09）：1047-1050.

4. NARDONE，M，CORDONG A，PETTI S. Occupational COVID-19 risk to dental staff working in a public dental unit in the outbreak epicenter. Oral Dis，2022. 28 Suppl 1：878-890.

5. 赖久幻，章雯. 口腔诊疗过程中的感染风险及管控策略. 世界最新医学信息文摘，2019.19（A0）：187-188.

6. 郭素萍，翟玉洁，孟宇佳，等. 口腔科医务人员职业暴露 Meta 分析. 中华医院感染学杂志，2024（10）：1589-1594.

7. 李京平，章小缓. 口腔诊疗中医院感染预防与控制措施. 实用口腔医学杂志，2020.36（2）：250-255.

8. 郭柳媚，毕小琴. 口腔专科诊疗中气溶胶传播风险及感染防控策略. 四川医学，2021. 42（5）：515-519.

9. 朱金婷，何惠英. 浅谈口腔诊疗环境医院感染防控措施. 继续医学教育，2021. 35（8）：74-76.

第三章

口腔健康教育

教学目标

　　1. 掌握：水平颤动拂刷法；牙线的使用方法。

　　2. 了解：口腔健康教育与口腔诊疗的关系；口腔健康教育的原则和方法。

关 键 词

　　健康教育（health education）；刷牙（tooth brushing）；改良 BASS 刷牙法（modified-bass-technique）；牙线（dental floss）；牙线持线柄（floss holder）。

第一节　健康教育对口腔诊疗的意义

一、医学模式的改变

　　健康是一种医学目的，但不是一个纯粹的医学问题，它受到社会、经济、政治、文化、科技及人们的认识水平限制。自从 1977 年世界的医学模式已由单纯的"生物医学模式"转变为"生物 - 心理 - 社会医学模式"。随着社会的发展，医学目的也随之改变，预防医学越来越具有重要的地位，"预防观"已经慢慢融入国家政策、管理、教育、研究和业务各个层面。《"健康中国 2030"规划纲要》有专门章节提出了"加强健康教育"和"优化健康服务"要求，包括"从供给侧和需求侧两端发力，统筹社会、行业和个人 3 个层面，形成维护和促进健康的强大合力"。

二、健康观念与自我保健

　　观念是人们对事物主观与客观认识的系统化总结，随着社会的发展和时代的变迁，观念也需要不断更新。事实上，观念决定着每个人工作的思路和做事的质量。

　　健康观念随着时代的发展也在发生转变。应该越来越全面地看待健康与疾病，不要以为只有吃药、做手术才能健康；不要忽略细心照料、心理鼓励的力量；不要把过度的精力集中在战胜死亡方面；不要忽略了追求生命质量，要正确对待死亡；不要把大部分精力和金钱用于治疗重病，而忽略疾病的预防。

　　当今社会我国卫生政策提倡全生命周期口腔卫生保健，重点提高孕妇、学龄前儿童、学龄儿童、老年人与残疾人这些特殊人群的自我口腔保健能力。自我保健是指"自己"利用学

158

到的保健知识和掌握的保健技能，进行自我预防、自我监测、自我护理、自我康复，养成良好的生活方式和行为，建立一套适合自己的保健方法，达到健身防病，延年益寿的目的。

因此，要改变人们的健康观念、提高自我保健能力，最有效的方法是进行健康教育。

三、健康教育的任务

健康教育的初衷是通过开展多种多样的健康教育活动，帮助人们养成有益于健康的行为和生活方式，维持、促进和改善个人和人群的健康。

健康教育的主要任务有以下 5 点。

1. 提高人们自我保护和促进健康的能力　口腔潮湿温热的环境特别适于微生物滋生，为了维持口腔健康，需每日进行彻底的口腔清洁，而口腔内结构复杂，人们无法直视清洁。因此，要提高个人的口腔自我清洁能力，需要专业人员通过相对具有普适性的方法，采用精炼易懂的语言，通过直观的影音材料，不断教授人们刷牙和牙间隙清洁方法，才能提高大众的口腔自我保护能力。

2. 激发人们健康的意识、态度和动机，改善人们的行为　"授之以鱼，不如授之以渔，更不如授之以欲"，要教会刷牙看似简单，但是经常可以听到家长抱怨自己家的孩子不爱刷牙，那是因为孩子不知道刷牙到底对自己有什么作用。如果通过形象有趣的动画片，告知他们的牙中每天都有大量的"菌斑怪兽"用糖转化来的酸液进攻自己的"牙齿王国"，特别是经历过牙痛的孩子，他们可以理解牙齿王国被攻陷的"严重后果"，他们自然会认真听家长的话去刷牙。或者用"菌斑染色剂"让牙菌斑"现形"，这会让他们望而生畏，自然会产生好好刷牙的动机。因此抓住动机去进行健康教育，往往会取得事半功倍的效果。

3. 开展有效的健康传播，提高民众的健康素养　"勤洗手""使用公筷就餐""咳嗽礼仪"等健康教育能提高社会民众整体的素养。

4. 实施商定的行为干预，帮助消除危险因素　疾病发生源于致病因素或危险因素，慢性疾病的发生多存在多个危险因素。因此，对于能够消除疾病危险因素的防治干预措施，可在专业人员的认可下宣传教育，有利于控制疾病进展。龋齿的发生与菌斑、时间、甜食摄入、自我抵抗力均有关系，因此，对人们积极宣传每天刷牙、饭后漱口、控制甜食摄入频率、窝沟封闭和涂氟，对龋齿的发生发展有积极的控制效果。

5. 组织指导和适宜技术推广　国家疾控中心对任何一种疾病开展防治技术推广时，势必要对该技术的安全性和有效性进行科学宣传，以利于整个社会民众的认可。例如窝沟封闭、涂氟等防龋技术的推广，均需要国家开展各层级的健康教育。

第二节　健康教育的原则和方法

一、健康教育的原则

1. 思想性　健康教育可能涉及政治和管理问题，一定要在思想上与党中央保持一致，要注意环境与场所，言词要谨慎，不能出现不利于大局的观点。

2. 科学性 健康教育的生命力在于立足科学性，背离科学性就会误导公众，直接后果就是不但不能保健还会损害健康。

3. 针对性 有针对性是教育效果的保障。不同的人群、年龄、性别、教育程度、职业和经济收入，对健康教育的内容、形式的需求各不相同。对于一些有时效性的热点问题，应注意及时更新知识与技能。

4. 通俗性 健康教育的内容一定要经过加工，达到普罗大众均能听懂的水平，否则不会产生教育效果。医学深入浅出均有难度，这需要借助深厚的科普创作文字功底和社会人文知识底蕴来实现。

5. 实用性 学以致用是健康教育的高级目标，教育的同时必须考虑所选内容对目标人群有用。

6. 趣味性 教育本身是枯燥的。要让目标人群愿意听、愿意看且乐于接受，必须在趣味性、艺术性上下功夫，力争形式多样，寓教于乐。

二、口腔健康教育的方法

1. 大众传媒 通过网络、报刊、杂志、电视、展板及各类新媒体等传播方式，能在较大范围内取得较快较广的宣传效果。可以针对人们不健康的生活方式、易忽略的口腔保健知识进行宣传。

2. 社区活动 针对社区、街道、社会团体与单位（企业、机关、学校等）的特点，组织相关活动，对目标人群实施教育计划。

3. 小型讨论会 社区座谈会、专家研讨会、专题讨论会、听取群众意见会等，是一种教育方式，也是一种调查研究方式。

4. 个别交谈 口腔专业人员与患者、单位领导、儿童家长和社区保健人员就口腔健康问题和预防保健内容进行交谈与讨论。

第三节 口腔卫生指导

针对许多口腔疾病的共同危险因素——牙菌斑进行清除对维护口腔健康起到至关重要的作用，其中正确刷牙和使用牙线是最常见的口腔健康教育内容。

一、刷牙

刷牙（tooth brushing）是去除口腔内的牙菌斑、软垢和食物残渣，保持口腔清洁的重要自我保健方法。瑞典的调查研究表明，经过刷牙训练的儿童与对照组比较，菌斑明显减少，牙周组织健康状况显著改善。与其他口腔卫生措施相比，刷牙适合于所有人群，因而具有普遍的公共卫生意义。但是不适当的刷牙方法可引起软组织损伤如牙龈组织的萎缩，牙体硬组织的损伤如磨损及颈部楔状缺损，并由此而引起的牙颈部敏感。

1. 目的 使用菌斑染色剂感性认识菌斑在口腔内聚集的主要部位，使用水平颤动拂刷法进行牙齿清洁，直观感受刷牙效果。

2. 原则

（1）牙刷的选择：选择牙刷的基本原则包括：①刷头不能过大；②刷毛为软毛或硬度适中；③刷柄易把握；④能够适合儿童生长发育不同时期的需要。

（2）刷牙时间：普通人群建议每次刷牙时间至少为 2 分钟。

（3）刷牙频率：刷牙清除牙菌斑数小时后，菌斑可以在清洁的牙面上重新附着，不断形成，特别是夜间入睡后，唾液分泌减少，口腔自洁作用差，细菌更易生长。研究表明，刷牙之后 8 小时，牙面残留的菌斑均已重新恢复到刷牙前的水平。说明刷牙 8 小时之后需要再次刷牙。菌斑不受干扰的时间越长，菌斑致病的可能性就越大。因此，每天至少要刷牙 2 次，并且晚上刷牙更重要。

（4）刷牙的顺序：为保证刷牙时不遗漏某些部位，建议按照一定的顺序刷牙，做到面面刷到。每次牙刷放置的设定位置一般占 2～3 颗牙面的距离，每个部位至少刷 5～10 次，然后移至下一组邻牙刷牙位置，两个刷牙位置之间均应有重叠，下颌牙唇颊侧一般约 9 个刷牙位，舌侧为 11 个。刷牙时，有些部位常被忽视，如，上下颌最后一颗牙的远中面和邻近无牙区的牙面，上颌牙的腭面和下颌牙的舌面，排列不齐的牙，异位萌出的牙等。这些部位容易被忽视或牙刷难以达到，在刷牙时都应给予特殊的关照，需要补充一些刷牙动作或需要用牙线或牙间刷加以补充。口腔清洁应包括舌面，清洁舌面可减少口腔食物残渣与微生物数量，延迟菌斑形成与总菌斑沉积，有助于整个口腔清洁。可用牙刷刷洗清洁舌面，也可用刮舌板。

（5）刷牙方法：水平颤动拂刷法（改良巴氏刷牙法）

水平颤动拂刷法是一种有效清除龈沟内和牙面菌斑的刷牙方法。水平颤动主要是去除牙颈部及龈沟内的菌斑，拂刷主要是清除唇（颊）舌（腭）面的菌斑（图 3-3-3-1）。

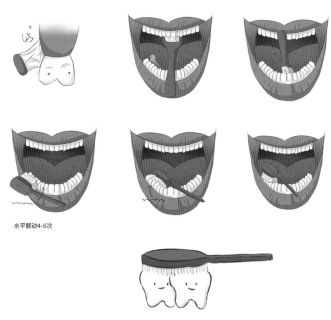

水平颤动4-5次

图 3-3-3-1 水平颤动拂刷法步骤

具体操作步骤如下。

(1) 将刷头放置于牙颈部，刷毛指向牙根方向(上颌牙向上，下颌牙向下)，与牙长轴大约成 45°，轻微加压，使刷毛部分进入牙龈沟内，部分置于牙龈上。

(2) 从后牙颊侧以 2～3 颗牙为一组开始刷牙，用短距离水平颤动的动作在同一个部位数次往返，然后将牙刷向牙冠方向转动，拂刷颊面。刷完第一个部位之后，将牙刷移至下一组 2～3 颗牙的位置重新放置，注意与前一部位保持有重叠的区域，继续刷下一部位，按顺序刷完上下牙齿的唇(颊)面。

(3) 刷上颌前牙舌面时，将刷头竖放在牙面上，使前部刷毛接触龈缘，自上而下拂刷。刷下颌前牙舌面时，自下而上拂刷。

(4) 刷咬合面时，刷毛指向咬合面，稍用力做前后短距离来回刷。

(5) 用同样的方法刷后牙舌(腭)侧。

3. 器械与材料 软毛牙刷、牙膏、菌斑染色剂、棉签。

4. 步骤与方法

(1) 菌斑染色：使用菌斑染色剂涂布牙齿咬合面和颊舌面，1 分钟后漱口。

(2) 使用水平颤动拂刷法进行牙齿彻底清洁。

(3) 菌斑清除感性评估。

5. 评估方法 利用手机拍照等方式，让学生记录刷牙后菌斑依然存留的位置。

二、牙线

牙与牙之间的间隙称为邻间隙或牙间隙。刷牙时刷毛难以进入邻间隙或不能完全伸入牙间隙，如果在每天刷牙的同时，能够配合使用牙线或牙间刷等帮助清洁牙间隙，可更加有效地清除牙菌斑。可采用牙线进行牙间隙清洁。牙线是用尼龙线、丝线或涤纶线制成的，它有助于邻面间隙或牙龈乳头处的清洁，特别对平的或凸的牙面最合适。近年来把牙线的作用与刷牙同等看待，目前在欧美各国被广泛使用。研究表明使用牙线可更好地清除牙间隙内的食物残渣和邻面菌斑，值得提倡使用。

1. 目的 学会使用卷轴牙线进行牙间隙清洁。

2. 方法与步骤(图 3-3-3-2)

(1) 取一段长 20～25cm 的牙线，将线的两端合拢打结形成一个线圈；或取一段 30～40cm 长的牙线，将其两端各绕在左右手的中指上。

(2) 清洁右侧上颌后牙时，用右手拇指及左手示指掌面绷紧牙线，然后将牙线通过接触点，拇指在牙的颊侧协助将面颊牵开。

(3) 清洁左侧上颌后牙时转为左手拇指及右手示指执线，方法同上。

(4) 清洁所有下颌牙时可由两手示指执线，将牙线轻轻通过接触点。

(5) 进行(2)(3)(4)步操作时，两指间牙线长度为 1～1.5cm。

(6) 牙线通过接触点，手指轻轻加力，使牙线到达接触点以下的牙面并进入龈沟底以清洁龈沟区。应注意不要用力过大以免损伤牙周组织。如果接触点较紧不易通过，可牵动牙

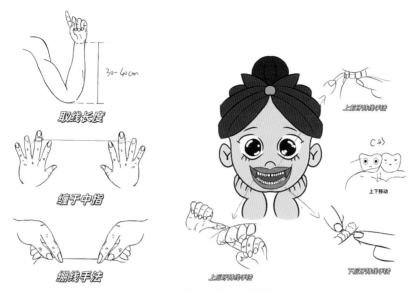

图 3-3-3-2 牙线的使用方法示意图

线在接触点以上做水平向拉锯式动作,逐渐通过接触点。

(7)将牙线贴紧牙颈部牙面并包绕牙面使牙线与牙面接触面积较大,然后上下牵动,刮除邻面菌斑及软垢。每个牙面要上下剔刮4~6次,直至牙面清洁为止。

(8)再以上述同样的方法进行另一牙面的清洁。

(9)将牙线从𬌗面方向取出,再次按照上述方法进入相邻牙间隙逐个将全口牙邻面菌斑彻底除去。注意勿遗漏最后一颗牙的远中面,且每处理完一个区段的牙后,以清水漱口,漱去被刮下的菌斑。

卷轴型牙线的正确使用需要不断练习。如果手指执线不便,可用牙线持线柄(flossholder)固定牙线后,通过接触点,清洁邻面。它分为I型和Y型两种(图3-3-3-3)。

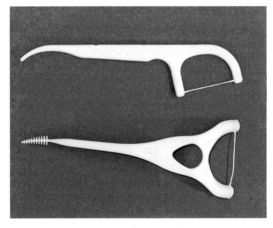

图 3-3-3-3 带持线柄的牙线

课后练习

1. 清洁牙齿菌斑最有效的方法是(　　)

　　A. 盐水漱口　　　　　　　　　B. 正确刷牙　　　　　　　　　C. 使用牙线

2. 改良 Bass 刷牙法适合人群为(　　)

　　A. 儿童　　　　　　　　　　　B. 成人

3. 检测菌斑最常用的方法是(　　)

参考答案

1．B 2．B 3．菌斑染色

（郭 静 邱新毓 轩 昆）

总 结

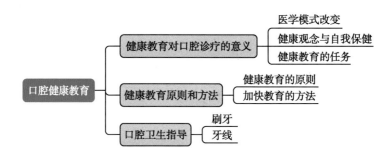

参考文献

1. 孙彩红．基层健康教育公共服务体系的完善路径．哈尔滨工业大学学报（社会科学版），2021. 23（02）：9-14.

2. 周鄂生．自我保健的动力：口腔卫生行为转变的初级预防模式．预防医学情报杂志，1989（04）：231-234.

3. ESAN A. Effect of a school-based oral health education programme on use of recommended oral self-care for reducing the risk of caries by children in Nigeria. International journal of paediatric dentistry，2015. 25（4）.

4. 李浴峰，马海燕．健康教育与健康促进．北京：人民卫生出版社，2021.

5. 张华芳．儿童口腔健康教育与刷牙效果临床研究．中国医药科学，2012. 2（24）：135-136.

6. 王胜．信息 - 动机 - 行为技巧模型在口腔健康教育中的应用．中华老年口腔医学杂志，2021. 19（03）：168-172.

7. 夏德梦．视觉语法视角下新冠疫苗宣传海报的多模态话语分析．品位•经典，2021.（23）：66-68，92.

8. MEMARPOUR，M.. Penetration ability and microhardness of infiltrant resin and two pit and fissure sealants in primary teeth with early enamel lesions. Scientific reports，2022. 12（1）.

9. 刘晓丹，孙嘉曦，许卫星．上海市黄浦区 3～6 岁儿童乳牙涂氟防龋效果评价．上海预防医学，2020. 32（10）：793-800.

10. 冯希平．口腔预防医学. 7 版．北京：人民卫生出版社，2020.

8